FORSCHUNGSBERICHTE DES LANDES NORDRHEIN-WESTFALEN

Nr. 2722/Fachgruppe Medizin

Herausgegeben im Auftrage des Ministerpräsidenten Heinz Kühn
vom Minister für Wissenschaft und Forschung Johannes Rau

AF141002

Prof. Dr. med. dent. Dr. med. habil. Heribert Koch
Universitätsklinik
für Kiefer- und Plastische Gesichtschirurgie
- Westdeutsche Kieferklinik - Düsseldorf
Direktor: Prof. Dr. med. Dr. med. dent. A. Rehrmann

Grundzüge der lymphogenen Metastasierung des Mundhöhlenkarzinoms

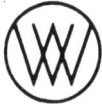

Westdeutscher Verlag 1978

CIP-Kurztitelaufnahme der Deutschen Bibliothek

Koch, Heribert
Grundzüge der lymphogenen Metastasierung des
Mundhöhlenkarzinoms. - 1. Aufl. - Opladen:
Westdeutscher Verlag, 1978.

(Forschungsberichte des Landes Nordrhein-
Westfalen ; Nr. 2722 : Fachgruppe Medizin)
ISBN 978-3-663-01853-7   ISBN 978-3-663-01852-0 (eBook)
DOI 10.1007/978-3-663-01852-0

ISBN 978-3-663-01853-7

INHALT

I. TEIL

- 1 -

I. TEIL

1. Einleitung

Im Halsbereich sind etwa ein Drittel aller Lymphknoten des menschlichen
Organismus lokalisiert (ZECHNER 1962, POLICARD 1963). Schon darin mani-
festiert sich die überragende Bedeutung des kollaren Lymphsystems, die
durch das "Kieler Lymphknotenregister" der Deutschen Gesellschaft für
Pathologie bestätigt wird. Die außerordentliche Reaktionsbereitschaft
der zervikalen Lymphknoten ist im Krankengut der sogenannten "Kopffächer"
alltäglich zu beobachten. Die Vielfalt und Vieldeutigkeit der Einzelbe-
funde solcher Lymphknotenreaktionen läßt sich statistisch simplifizie-
rend dahingehend zusammenfassen, daß zwei Drittel spezifischer oder un-
spezifischer entzündlicher bzw. reaktiver Natur und der Rest maligne
Prozesse sind (LENNERT 1963). SCHWARZE und LENNERT (1973) fanden unter
5903 Lymphknoten-Biopsien 16,4% Tumormetastasen, am häufigsten in zervikalen Lymphknoten. Im eigenen, allerdings vorselektierten Krankengut beträgt die Rate bioptisch verifizierter maligner Lymphknotenerkrankungen
sogar 38%, darunter 35% lymphogene Metastasen von Primärtumoren im Quellgebiet der Mundhöhle, des Kopf- und Halsbereichs, der Rest waren Neopla-
sien des blutbildenden Gewebes.

Was wissen wir von der lymphogenen Metastasierung des Mundhöhlenkarzinoms, deren Diagnostik mit erheblichen Unsicherheiten belastet ist, deren Therapie immer noch von pragmatischen Lösungen beherrscht wird und
die schließlich der Forschung immer neue Rätsel aufgibt ?

Das Schicksal eines an Mundhöhlenkrebs erkrankten Patienten hängt nach
klinischer Erfahrung mindestens genauso stark von den Metastasen wie vom
Primärtumor selbst ab. Die Metastasierung wird gewissermaßen zum Indika-
tor der Malignität des Primärtumors (LINDBERG 1972).

Unstrittig besitzen wir in den modernen Therapieverfahren (Operation,
Bestrahlung, Chemotherapie) wirksame Waffen gegen Primärtumoren. Neuere
Statistiken über Rezidivquoten vermögen das zu belegen. Die Gefahren
seitens der Metastasierung werden dadurch aber kaum vermindert. Folglich
sind es gerade die Metastasen, welche die Heilungsergebnisse so nachhal-
tig negativ beeinflussen (vergl. Bildanhang, Abb. 1).

Wir teilen die Ansicht von MOORE (1972) sowie RAPIDIS und Mitarbeiter
(1977), welche die Metastasierung für den prognostisch ungünstigsten

Faktor des Karzinomleidens überhaupt halten.

Mit der metastatischen Aussaat von Zellen verliert das Karzinom nach gültiger Lehrmeinung seinen primär lokalen Charakter (unizentrische lokale Phase) und erwächst zu einer regionären (lokoregionäre Phase) bzw. generalisierten Erkrankung (Generalisationsphase). Die Neigung des Mundhöhlenkarzinoms zur hämatogenen Metastasierung ist mit weniger als 10% relativ gering. Ungleich größere Gefahr droht von seiten der lymphogenen Aussaat. Die Kenntnis der Pathobiologie dieses Metastasierungstyps ist also von eminenter klinischer Bedeutung.

In der experimentellen Krebsforschung wurde dem Problem der zervikalen Metastasierung bisher nur zögernd und wenig Beachtung geschenkt. Statt klinisch relevanter Ergebnisse ist die Literatur von Arbeitshypothesen und Begriffen mit wenig faßbaren Korrelaten beherrscht. So sind klinische Beobachtungen und Erfahrungen trotz theoretischer Vorbehalte auch weiterhin ein Reservoir, aus dem sich bei exakter statistischer Aufarbeitung praktische Fortschritte in der Metastasenforschung erhoffen lassen. Damit hat die klinische Forschung ihren Stellenwert trotz Intensivierung experimenteller Untersuchungen u.a. nicht zuletzt durch den Einsatz der Elektronischen Datenverarbeitung und biostatistischer Methoden bis heute halten können.

Auch diese Studie basiert auf computerisierten Auswertungen klinisch erarbeiteter Daten. Ihr Ziel ist es, unter Einbeziehung allgemeingültiger experimentell gewonnener Erkenntnisse die Gesetzmäßigkeiten speziell der zervikalen lymphogenen Metastasierung des Mundhöhlenkarzinoms transparenter werden zu lassen. Gleichzeitig geht es um die grundsätzliche Frage, ob und inwieweit klinische Sachverhalte Rückschlüsse auf die Metastasierung zulassen und welche Konsequenzen sich daraus für die Therapie und die Beurteilung der prospektiven Wertigkeit ergeben.

2. Die Metastasierung in das Lymphsystem des Halses

2.1 Topographisch-anatomische und funktionelle Voraussetzungen

Genaue Kenntnisse der topographischen Anatomie und Physiologie des kollaren Lymphsystems und seiner tributären Gebiete sowie der Lymphodynamik sind die Grundvoraussetzungen zum Verständnis des Metastasierungsvorgangs.

Die reichhaltige Literatur ist im Rahmen einer solchen Studie nicht
erschöpfend zu zitieren. Statt dessen sei auf einige der wichtigsten
Arbeiten, so auf die zusammenfassenden und bis heute gültigen Dar-
stellungen von ROUVIERE (1932) und seiner Schule (1937), von WALTHER
(1947) sowie auf das ausführliche Literaturverzeichnis in LENNERT
(1961) verwiesen. Bestätigt und ergänzt wurden diese Grundlagen durch
lymphographische und lymphoszintigraphische Studien von FISCH (1964,
1966, 1968), SCHWAB und Mitarbeitern (1965), FERNHOLZ (1967) und
ZITA (1967), um nur einige zu nennen. Klinisch anatomisch bedeutsame
Publikationen verdanken wir in neuerer Zeit PORTA (1955), LUDWIG
(1961, 1962), STRÄULI (1962) und seinem Arbeitskreis, W. BECKER (1963)
sowie TAILLENS (1967, 1968).

Besonders durch die Arbeiten von FISCH (1966) ist die komplexe Orga-
nisation der Lymphwege des Halses in topographisch-nomenklatorischer
Hinsicht systematisiert und übersichtlicher geworden.

Für die Karzinome des oto-rhino-laryngologischen Bereichs sind die
regionären Zuordnungen des Lymphsystems in Beiträgen von NAUMANN
(1957), W. BECKER (1963) und TAILLENS (1968) weitgehend erarbeitet.
Über die dabei gefundenen Gesetzmäßigkeiten hinaus ergeben sich für
die Karzinome der Mundhöhle aus ihrer speziellen Topographie abwei-
chende Besonderheiten. Denn mit dem submentalen und submandibulären
Lymphsystem ist den tieferen Kollektorketten des Halses eine Filterstation vorgelagert, die den Metastasierungsmodus des Mundhöhlenkarzinoms entscheidend beeinflußt und ihm sein spezifisches Gepräge
gibt.

Die Lymphknoten des Halses besitzen eine enge topographische Bezie-
hung zur Vena transversa colli, zur Vena jugularis interna, zum
Nervus accessorius, zum Musculus digastricus und omohyoideus. Die
Zahl der Lymphknoten in den einzelnen Arealen ist beträchtlichen
Schwankungen unterworfen und wird insgesamt mit etwa 500 angenommen.

Entsprechend dem MASCAGNI-BARTHEL'schen Schaltgesetz hat die Lymphe
des Mundhöhlenbereichs gewöhnlich drei Hauptfilterstationen mit ana-
tomischer, funktioneller und damit auch nosologischer Zusammengehö-
rigkeit sowie zwischengeschaltete Kreuzungssysteme wie Relaisstationen zu passieren, bevor sie in die terminalen Kollektoren einmündet
(vergl. Abb. 2).

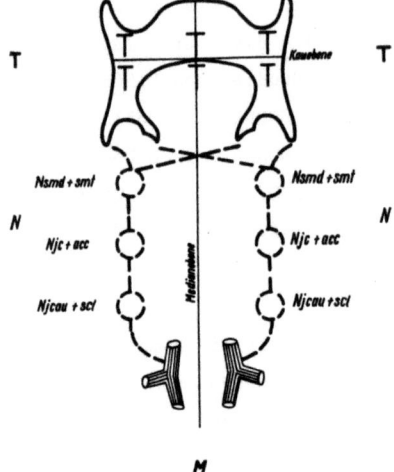

Abb. 2:

Schematische Darstellung
der drei Hauptfiltersta-
tionen des Halses.

Zu den Lymphknoten der 1. Station mit unmittelbarem tributären Bezug
zu den Organen der Mundhöhle, von TAILLENS (1967) treffend als "Satelliten" bezeichnet, gehören: die Lymphonoduli (Lnn.) mentales, buccales und parotidici sowie die Lnn. submentales und submandibulares ventrales, medii und dorsales. Sie bilden den ventralen Teil des sogenannten Lymph-Kolliers. Dorsalwärts schließen sich ihnen die als zentrale
Schaltstation der Lymphzirkulation von Kopf und Hals fungierenden und
von FISCH und SIEGEL (1964) definierten "Lymphknoten der Kreuzung" an.
Ihnen sind tributär der Epi- und obere Parapharynx, die Tonsillen, die
Nebenhöhlen, der weiche und dorsale Teil des harten Gaumens, der Zungengrund und der Mesopharynx zugeordnet. Ferner münden hier die ante-
rio-dorsalwärts ausgerichteten efferenten Bahnen des Knotensystems
der 1. Filterstation. Die Knoten der Kreuzung leiten über in drei
parallel verlaufende Lymphknotenketten in der Umgebung der Vena jugularis interna. Diese und die weiter dorsal gelegene "accessorische
Kette" mit topographischen Variationen bilden die zweite Filterstation; die supraclaviculären Lymphknoten schließlich die dritte. Eine inkonstante schwächere anteriore zervikale Kette kann die Lnn. submenta-

les und submandibulares unter Umgehung der Kreuzung direkt mit den Lnn. jugulares medii oder caudales verbinden. Die Filterstationen stellen in sich weitgehend geschlossene Zirkulationssysteme dar, die sich trotz ihrer Kommunikation mit den anderen Relaisstationen topographisch-anatomisch und strömungsdynamisch individuell definieren lassen.

2.2 Pathogenetische Deutung des Metastasierungsablaufs

Die Frage, warum Karzinome der Mundhöhle weit überwiegend lymphogen metastasieren, läßt sich heute nur spekulativ beantworten. Soviel ist gewiß: mechanische Deutungen allein, wie am konsequentesten im Standardwerk von WALTHER (1947) verfolgt, reichen als Erklärung nicht mehr aus. Mit der lymphodynamischen Auffassung zur Krebsmetastasierung war zweifellos eine wichtige Etappe erreicht, das Endziel lag allerdings, wie neuere Erkenntnisse vermuten lassen, noch fern. Topographie und Strömungsdynamik der Lymphbahnen steuern die Krebsmetastasierung sicher nur teilweise, denn experimentell läßt sich eindeutig nachweisen, daß viele Tumorzellen die "Filtersysteme" des Organismus glatt passieren können (STRÄULI 1962).

Die experimentelle Forschung setzt heute für jede Karzinomform ein biochemisches Eigenleben mit wenig variablen Charakteristika voraus. Dieses Eigenleben ist in der Krebszelle verankert und offenbar auch für eine spezifisch metastatische Organaffinität verantwortlich. Die biochemisch gesteuerte elektive Affinität ist darüberhinaus nach SCHMÄL (1970) - und das ist tierexperimentell belegt - an bestimmte begünstigende Milieufaktoren des Wirtsorganismus einerseits und an Abwehrspezifika nicht befallener Organsysteme andererseits gebunden.

Die pathogenetische Deutung des Metastasierungsvorgangs geht von einem Ablauf in vier Phasen aus.

2.2.1 Seperation von Krebszellen

Die Ergebnisse vieler Untersuchungen über die Desquamation von Krebszellen aus dem Primärtumor lassen sich kurz wie folgt zusammenfassen. Vergleichbare Ablösungen aus Geweben gesunder Organe sind äußerst selten. Nach COMAN's Studien (1954) erscheint der Schluß berechtigt, daß die zelluläre Kohärenz des Krebsgefüges aufgrund eines relativen Calciummangels lockerer ist als normal. Der Zellkonnex verliert infolgedessen mit fortschreitender Entdifferenzierung an Stabilität. Weiter sollen die amöboide Mobilität von Tumorzellen sowie ihr relativer Mangel an Desmosomen die Loslösung begünstigen. Mit Hilfe der "Leukokonzentration" gelingt es, Tumorzellen im Blut eindeutig nachzuweisen (HERBEUVAL und Mitarbeiter 1961).

Die Zellseperation und Abschwemmung in den Blutstrom verstärkt sich bei operativen Eingriffen am Tumor ("Zellschauer") (nach ROBERTS und Mitarbeiter 1962). Trotzdem hat sich nach ENGELL (1955) und MALMGREN (1967) kein Zusammenhang zwischen den Zellzahlen im strömenden Blut und der Metastasenfrequenz ableiten lassen. Bei den Schwierigkeiten der Beurteilung der Vitalität einer Tumorzellpopulation im Lymph- oder Blutstrom wären höchst widerspruchsvolle Ergebnisse zu erwarten, wollte man aus dem Vorhandensein solcher Zellen schlechthin prognostische Schlüsse über Indikation und Erfolg einer Behandlung ziehen. Entgegen der HOFFMANN'schen These des "forget about the business of iatrogenic transport of tumor cells" halten wir es mit MEYER, HORWITZ und HARD (1964) nicht für ausgeschlossen, daß durch inadäquate Behandlung des Primärtumors die Zellablösung und damit die Metastasierung iatrogen provoziert werden kann. Solange aber das Gegenteil nicht bewiesen ist, gelten für Diagnostik und Therapie folgende Grundsätze (KOCH, 1974, 1975):

1. Karzinome sollen möglichst wenig traumatisiert werden, das gilt für die Untersuchung wie vor allem für die Probeexzision.

2. Probeexzisionen und Radikaloperation müssen in kurzem zeitlichen Intervall aufeinander folgen (wenn möglich mit Schnellschnittuntersuchungen).

3. Manipulationen am Tumor selbst sind durch Einhaltung weiter Sicherheitszonen unter der Operation zu vermeiden.

2.2.2 Transport abgesprengter Krebszellen

Im Vergleich zum Blutstrom bietet der langsamere Lymphstrom in den Kapillaren (3 - 4 cm/min nach WALTHER 1947) und afferenten Bahnen sowie in den Sinus der Lymphknoten offenbar günstigere Voraussetzungen für den Transport abgesprengter Karzinomzellen. Für diesen Transport darf auch heute noch das BARTHEL'sche Leitungsgesetz der Lymphodynamik

als gültig unterstellt werden. Danach sind - durch den Ventilmecha-
nismus der Klappen, durch die diastolische Saugwirkung, Atem- und
Muskelaktivitäten gesteuert - die Lymphbahnen nur zentripetal und
unidirektional passierbar. Folglich wäre bei Karzinomen der Mundhöhle
- ihren tributären Zuordnungen zum Lymphsystem entsprechend - ein
elektives lymphogenes Metastasenmuster nach Regionaritätsprinzip zu
erwarten, wenn man der Möglichkeit einer hämatogenen Besiedlung von
Lymphknoten (ZECHNER 1963) nur eine untergeordnete Bedeutung beimißt.
Weiter müßte bei vorrangig mechanischer Deutung die Ansiedlung von
Tumorzellen mit hoher statistischer Wahrscheinlichkeit in die Satellitenknoten erfolgen, die als erste "Filter" in das Lymphdrainagesystem
eingeschaltet sind. Ob diese strömungsmechanisch begründete These für
die lymphogene Metastasierung des Mundhöhlenkarzinoms zutrifft, sollen die Untersuchungen dieser Studie u.a. klären.

2.2.3 Angehen und Ausbreitung von Metastasen

Die Ansiedlung und die Vermehrung von Krebszellen schließlich soll
wesentlich an bestimmte Milieubedingungen und autoimmunologische Vor-
gänge gekoppelt sein. Bei kritischer Wertung der bisher erzielten Ergebnisse weltweiter Untersuchungen muß die rein strömungsdynamische
Deutung WALTHER's (1947) speziell im Punkt der Innidation von Krebszellen um biochemische Erklärungen des Metastasenwachstums erweitert
werden. Die verschiedenen Einflüsse von Strömungsmechanik und Biokon-
ditionen in ihrer Bedeutung sind noch nicht endgültig voneinander ab-
grenzbar. Klar ist jedoch, daß die Metastasierung als Ausdruck einer
auf vielen Fronten geführten Auseinandersetzung zwischen Wirtsorganismus und Tumor aufzufassen ist. Die Gebrüder FISHER (1967) sind aufgrund ihrer Experimente davon überzeugt, daß die Eigenart der Tumor-
zelle bei der Ansiedlung im Lymphknoten eine größere Bedeutung hat
als die biologischen und mechanischen Eigenschaften des Lymphknotens
selbst. Nach Untersuchungen von SOUTHAM (1961) und FISHER (1959, 1967,
1972) hängt die Entwicklung von Metastasen in Lymphknoten weiterhin
wesentlich von der quantitativen Konzentration abgeschwemmter Tumorzellen oder Zellkomplexe ab. Tumorzellen sind offenbar besser zu zer-
stören, wenn sie im schnelleren Blutstrom weit gestreut werden, als
wenn sie massiert in Lymphknoten aufgefangen werden. Auch WALLACE
und HOLLENBERG (1965) bestätigen, daß die Transplantation von Tumor-

zellen auf dem Lymphweg mit weniger Zellmaterial gelingt als auf dem Blutweg. Ihre Folgerung, daß die Abwehr von Tumorzellen im reticulo-lymphatischen Gewebe eher zu überwinden sei als in anderen Organen, erscheint aber nicht schlüssig.

Wir halten es mit W. BECKER (1963) und SCHMÄL (1970) für sehr wahr-scheinlich, daß auch oder gerade das lymphatische System zu einer Sicherheitsfunktion mit Vernichtung von Tumorzellen fähig ist. Wo diese Vernichtungskapazität nicht mehr ausreicht und die Tumorzellen "angehen", vermehren sie sich nach der Transplantationshypothese wie in einem autologen Transplantat. Sie gewinnen damit die Fähigkeit, selbst als neuer Focus zu wirken und andere Metastasen zu setzen.

Im folgenden wird zu klären sein, wie weit diese experimentell abge-leiteten Thesen und Gesetzmäßigkeiten auch den Metastasierungsablauf bei dem Karzinom der Mundhöhle beeinflussen.

2. Eigene Untersuchungen zu prognostisch relevanten Faktoren der lymphogenen Metastasierung

In Anlehnung an WESTBROOK (1974) haben wir vier der wichtigsten prog-nostischen Kriterien des Karzinomleidens auf ihre Einflüsse und Bedeu-tung bei der lymphogenen Metastasierung untersucht: die Lokalisation und Dimension des Primärtumors, den Modus der Metastasierung und den Status der befallenen Lymphknoten. Die tumorrelevanten Sachverhalte wurden nach den Regeln der Union Internationale contre le Cancer (U.I.C.C.) klassifiziert und so relativ homogene Kollektive für Pri-märtumoren und Lymphknotenmetastasen geschaffen. Die Befunderhebung und Dokumentation erfolgte standardisiert, die Datenauswertung größ-tenteils computerisiert.

Unter 530 Patienten mit Karzinomen der Mundhöhle inklusive der Lippen-schleimhaut, die weder tumor- noch metastasenspezifisch vorbehandelt waren, wurden 238 Metastasenträger mit histologisch gesicherten Tumor-absiedlungen identifiziert. Die Metastasierungsfrequenz von 45% ent-spricht vergleichbaren Literaturangaben. Statistiken über klinische Lymphknotenvergrößerungen weisen zwangsläufig höhere Prozentsätze aus, z.B. bei LINDBERG vom M.D. Anderson Hospital (1972) 57% unter

unter 2044 Patienten.

3.1 Lokalisation des Primärtumors

Statistische Daten aus allen Bereichen der Kanzerologie sprechen dafür, daß den Primärtumoren eine - bis zu einem gewissen Grade spezifische - Potenz zur Metastasierung innewohnt, sei sie klinisch latent oder manifest.

PRIMÄRTUMOR	N	METASTASIERUNG	%
Oberkiefer	101	38	37,62
Mundboden	72	39	54,17
Unterkiefer	136	66	48,52
Zunge	85	40	47,06
Wange	68	31	45,08
Lippe	68	24	35,29
Gesamt	530	238	44,90

Tabelle 1: Metastasierungsfrequenz bestimmter Lokalisationstypen des Mundhöhlenkarzinoms.

Nach der statistischen Detailauswertung lassen auch die topographisch-anatomisch differenzierten 6 Haupttypen des Karzinoms der Mundschleimhäute unterschiedliche Neigungen zur lymphogenen Aussaat erkennen (Tab. 1). Die Werte gleichen weitgehend denen, die DiTROIA (1972) an 4841 Fällen aus der Literatur zusammengetragen hat. So metastasieren Karzinome der kaudalen und lateralen Mundhöhlenwandungen durchschnittlich früher und häufiger (49%) als die der kranialen (37%). Eine besondere Tendenz zur Absiedlung fällt bei Karzinomen der "lokolabilen" Regionen auf: Mundboden, Zunge, Wange, weicher Gaumen. Hier scheinen sich die Thesen über die Zellseperation und die "Keimmengentheorie" nach SOUTHAM und BRUNSCHWIG (1961) klinisch zu bestätigen.

Die besonderen muskulären Aktivitäten dieser "lokolabilen" Organe und die dadurch bedingte Pumpwirkung (FERNHOLZ 1967) auf das dichte Lymphgefäßnetz sowie die leichte Verletzlichkeit des Oberflächeninteguments durch mechanische Alterationen dürften sich neben den bereits diskutierten biochemischen Faktoren begünstigend auf die Zellseperation auswirken. Mit dem frühzeitigen flächenhaften Übergreifen der Karzinome des Unterkieferalveolarfortsatzes auf die lokolabilen Nachbarregionen würde sich auch deren hohe Metastasierungsrate erklären. Für eine solche Interpretation spricht vice versa der vergleichsweise geringere Prozentsatz lymphogener Metastasierung der Karzinome lokostabiler Regionen wie des Oberkieferalveolarfortsatzes und des harten Gaumens (37,5%), die sich bevorzugt kranialwärts in die weniger stark lymphatisch versorgten paranasalen Sinus ausbreiten. Die relativ niedrige Metastasierungsrate des Lippenkarzinoms entspricht der klinisch-histologischen Erfahrung, daß diese Tumoren durchschnittlich höher differenziert sind. Folglich müßte die Proliferationsrate geringer und der Zellkonnex höher einzustufen sein.

3.2 Ausbreitung und Infiltrationsgrad des Primärtumors

Von größerer Bedeutung für die metastatische Disseminierung als die Lokalisation sind Ausbreitungsstadium und Infiltrationsgrad des Primärtumors. Oberflächenausdehnung und Tiefeninfiltration verhalten sich nach eigenen Untersuchungen im Mittelwert annähernd wie 3:1 (KOCH 1974). Solange die stratigraphischen Infiltrationszonen prätherapeutisch nicht exakt genug diagnostizierbar sind, muß die Oberflächenausdehnung als Kriterium für die Klassifizierung der Tumorkategorien ausreichen.

Die Trennschärfe zwischen den Tumorstadien T_1 und T_2 nach früherer U.I.C.C.-Diktion hat sich statistisch als unzureichend erwiesen, so daß die Zusammenfassung dieser Kategorien notwendig und gerechtfertigt erschien (KOCH 1974). Der eigene Änderungsvorschlag steht in Übereinstimmung mit der Klassifizierungsneuordnung des Deutsch-Österreichisch-Schweizerischen Arbeitskreises für Tumoren im Kiefer- und Gesichtsbereich (DÖSAK - SPIESSL und Mitarbeiter 1973) und der U.I.C.C. (Abb. 3).

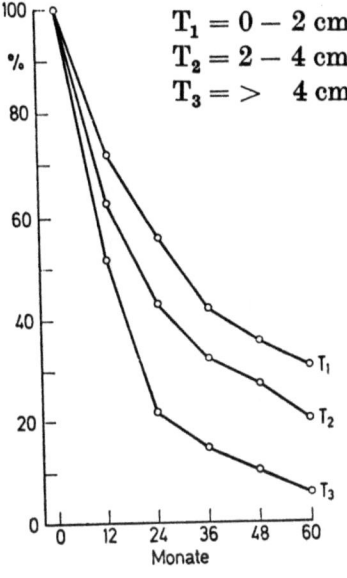

$$T_1 = 0 - 2 \text{ cm},$$
$$T_2 = 2 - 4 \text{ cm}$$
$$T_3 => \quad 4 \text{ cm}$$

Abbildung 3:

Minimale 5 Jahres-Überlebensraten in Abhängigkeit von den
T-Kategorien.

Die gegenseitige Abhängigkeit von T und N, graphisch dargestellt in
Abb. 4, zeigt eine fast linear mit dem Ausbreitungsstadium des Primärtumors ansteigende prozentuale Metastasierungsrate.

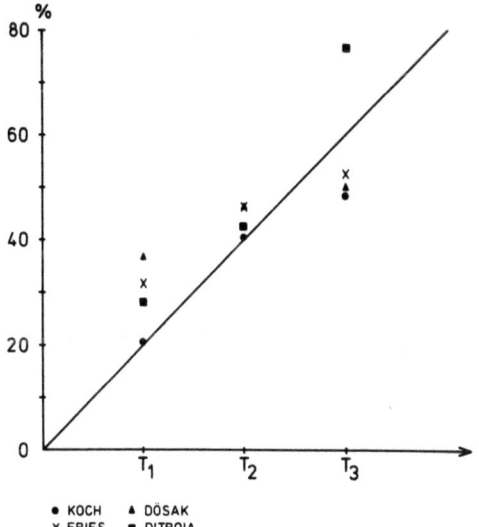

Abbildung 4: Frequenz von N in Abhängigkeit von T.

Zu ähnlichen Ergebnissen kamen DiTROIA (1972), FRIES und Mitarbeiter
(1976) sowie der DÖSAK (1977): vergl. Tab. 2.

Autor	T_1	T_2	T_3	
Ditroia	29	43	77	
Fries	32	46	53	N %
Dösak	37	46	50	
Koch	21	41	49	

Tabelle 2: Die Frequenz von N in Abhängigkeit von T in %.

Darüber hinaus wächst mit zunehmender Tumorgröße die Gefahr der Manifestation prognostisch ungünstiger Metastasen der Klassifikationstypen
N_2 und N_3. So betrug der Anteil von prätherapeutisch diagnostizierten
N_3 Metastasen im T_1-Kollektiv weniger als 1%, im T_2-Kollektiv schon
8,5% und im T_3-Kollektiv sogar 26%.

Hypothetisch werden mit der aggressiven Proliferariton des Tumors zuneh-
mend Lymphkapillaren arrodiert und infiltriert, in die ständig steigen-
de Raten von Tumorzellen abgeschwemmt werden, so daß sich die Gefahr der
Metastasierung mit der Tumorausdehnung und zunehmender Entdifferenzie-
rung stetig erhöht. RAPIDIS und Mitarbeiter vom London Hospital Medical
College haben 1977 übereinstimmend mit eigenen Untersuchungen (KOCH 1974)
in einer detaillierten TNM-Studie unter Einbeziehung morphologischer
Tumorcharakteristika statistisch den Nachweis für die Richtigkeit der
Hypothese erbringen können: mit Größenzunahme und Entdifferenzierung
der Karzinome nehmen die Metastasierungsraten proportional zu und die
Überlebenschancen ab. Die eigenen Ergebnisse zur Abhängigkeit der
Metastasierungsneigung von Tumorlokalisation, Ausbreitung und Diffe-
renzierung wurden 1976 weiterhin durch SHEAR und Mitarbeiter an

898 Fällen mit Hilfe der "logistic multiple regression analysis" be-
stätitgt.

Damit scheinen aus der Beurteilung klinischer Sachverhalte und Charakteristika des Primärtumors bis zu einem gewissen Grad Rückschlüsse auf
die Metastasierungsneigung möglich.

3.3 Modus und klinische Manifestation des lymphogenen Metastasierung

Die anatomische Zuordnung von tributären Organen und Regionen zu den
Satellitenknoten des Lymphdrainagesystems einerseits und die physiologische Serienschaltung der zervikalen Filterstationen andererseits
lassen Gesetzmäßigkeiten des Metastasierungsmodus erwarten, die anhand
klinischer Daten überprüft wurden.

Die dazu benötigten Befunde wurden prätherapeutisch durch Palpation
sowie durch systematische, klinische und histologische Durchmusterung
von Resektionspräparaten erhoben. Metastatisch befallene Lymphknoten
und Knotengruppen wurden auf ein Formblatt übertragen, welches der topographischen Situation entspricht.

Die Ergebnisse bestätigen, daß die lymphogene Aussaat des unvorbehan-
delten Mundhöhlenkarzinoms in 75% der Fälle in die Satellitenknoten der
ersten Filterstation bzw. in die Knoten der Kreuzung erfolgt (zum Vergleich: statistischer Bericht des DÖSAK 1977 86% Befall der ersten
Filterstation). Die zweite Filterstation ist isoliert nur in 6,7%, die
dritte in 3,1% betroffen. In weiteren 15,2% ließ sich ein Befall mehrerer Filterstationen verifizieren. Diese Prozentsätze entsprechen der
detaillierten Auswertung von LINDBERG (1972) an 1155 Patienten nach in-
haltlicher Angliederung der Kriterien weitgehend. Das gilt auch für die
einzelnen tributären Gebiete.

Je weiter ventral ein Karzinom lokalisiert ist, desto größer ist die
Wahrscheinlichkeit, daß zunächst die erste Filterstation befallen wird.
Diese Beziehung konnte FERNHOLZ (1967) auch lymphoszintigraphisch be-
stätigen.

Bei anatomisch und lymphographisch ermittelten Struktur- und Organbe-
zogenheiten des zervikalen Lymphsystems sind damit auch klinisch stati-
tisch belegbar, so daß unter Berücksichtigung individueller Varianten

wie Shunts, By passes und Anstomosen ein relativ konstantes und nach
statistischer Wahrscheinlichkeit reproduzierbares Abflußschema angenommen werden darf.

Die Hauptstromrichtung der Lymphe in der ersten Filterstation verläuft
unidirektional ventro-dorsal und parallel zum Unterkiefer-Basalbogen.
Daher gewinnt die Lymphe normalerweise erst nach Vorfilterung durch
die hier gelagerten und in Serie geschalteten Lnn. submentales, submandibulares, buccales und parotidici über den Verteilerstern der
Kreuzungsgruppe antero-median Beziehung zur jugularen Knotengruppe
bzw. dorsolateral zur accessorischen Gruppe der zweiten Filterstation
(Abb. 5 des Buntbildanhangs).

Auf die submandibulären Primärfilter der ersten Station sollte bei der
Metastasenfahndung besonders - selbstverständlich aber nie ausschließlich - geachtet werden (KOCH 1975).

Bei dorsal der Eckzahnebene lokalisierten Karzinomen wächst die Bedeutung der "Knotengruppe der Kreuzung" als Schaltstelle zwischen den
horizontal gerichteten Lymphströmen der ersten und den vertikal gerichteten der zweiten Filterstation. Diese Knotengruppe ist fast immer
beteiligt, wenn tiefere Filterstationen befallen sind.

Die weitere Metastasierung kann nach dem bekannten Schema von STRÄULI
(1962) (Abb. 6) vom zuerst affizierten, tumornahen Satellitenknoten
oder auch vom Primärtumor aus unter Umgehung bereits befallener oder
anderweitig blockierter Knoten häufiger orthograd, seltener retrograd
erfolgen und führt in Einzelfällen zu einer generalisierten Beteiligung der Haupt- und Nebenstrombahnen.

STRÄULI folgert daraus, daß eine regionäre Lymphknotengruppe nur dann
als metastasenfrei gelten darf, wenn alle Lymphknoten der Region untersucht sind.

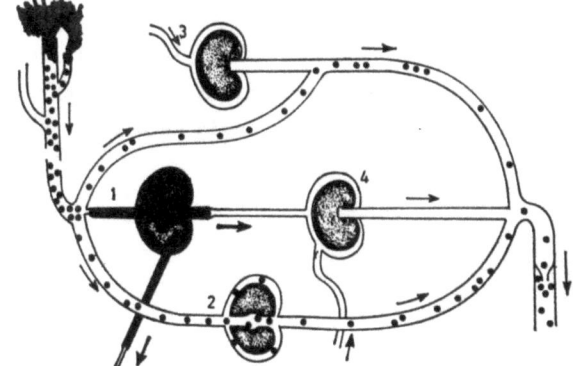

Abbildung 6: Schema der Metastasierung nach STRÄULI (1962):

1. Knoten im afferenten Hauptschluß (noduläre Blockade),
2. Knoten im afferenten Nebenschluß (noduläre Passage),
3. Knoten außerhalb des Disseminierungsstroms,
4. Knoten im "Schatten" einer metastatischen Blockade.

Das Metastasierungsmuster erlaubt den Schluß, daß die Disseminierung
weit überwiegend stufenweise den einzelnen Relaisstationen folgt. Metastatische Obstruktionen werden durch kollaterale By passes umgangen.
Eine geringe, aber nicht zu vernachlässigende Rolle wird dabei auch
den intraglandulären lymphatiko-venösen Anastomosen zugeschrieben
(MALEK und Mitarbeiter 1965).

Die stufenweise Metastasierung ist nach eigenen Erhebungen und nach
dem statistischen Bericht des DÖSAK (1977) prognostisch relevant, da
die durchschnittlichen Überlebensraten bei isoliertem Befall der ersten Filterstation mehr als doppelt so hoch sind wie bei Befall der
zweiten oder dritten Filterstation. Formelhaft simplifiziert bedeuten
diese Ergebnisse: bei ispilateralem Befall der ersten Filterstation
ist mindestens in jedem 3. Fall mit einer 5 Jahres-Überlebenszeit zu
rechnen, bei doppelseitigem bzw. kontralateralem Befall nur noch in
jedem 8. Fall, bei Metastasierung in die zweite Filterstation nur noch
in jedem 17. Fall. Bei Befall der dritten Station ist die Prognose
praktisch infaust.

Diese Befunde legen es nahe, die Zusammenhänge zwischen tributären
Sektoren und Organen der Mundhöhle und speziellen Lymphknoten bzw.
Lymphknotengruppen genauer zu untersuchen. Bei multiplem Befall der
Lymphknoten ist der jeweils tumornächste Satellit mit hoher Wahr-
scheinlichkeit zuerst betroffen und daher erstrangig zu werten
(Abb. 7).

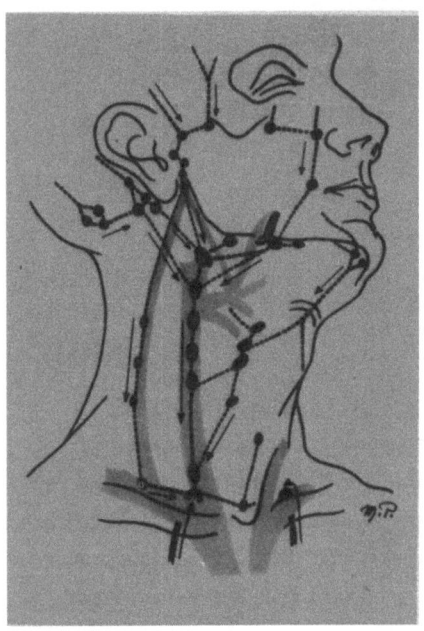

Abbildung 7:

Das Lymphsystem des Halses und
sein tributärer Organbezug.

Die statistische Analyse bestätigt das Verteilungsmuster nach den to-
pographisch anatomisch vorgegebenen Voraussetzungen weitgehend: die
Karzinome der Lippe, des vorderen Mundbodens, der Zungenspitze, der
präcaninen Unterkiefer- und retroangulären Wangenanteile sind den
Lymphknoten der Mental- und Submandibulargruppe (ventrales et medii)
in fast 90% tributär zugeschaltet. Dorsaler gelegene Karzinome dieser
Regionen metastasieren überwiegend in die submandibulären Lymphknoten
(medii et dorsales) und die Knoten der Kreuzung, deren topographisch-
anatomische Zuordnung in der Literatur nicht einheitlich erfolgt. Un-
sere Auffassung deckt sich nicht mit der Empfehlung der U.I.C.C., wo-
nach sie der ersten Filterstation einzureihen wären. Wir plädieren
mit CACHIN und Mitarbeiter (1967) für eine Eingliederung in die zweite
Filterstation, da sie lymphodynamisch in den kranialen Anteil der jugularen Kette eingebaut und prognostisch auch unter diesem Aspekt zu

werten sind. Entsprechend ihrer Bedeutung als Schaltstation zwischen den horizontalen und vertikalen Lymphströmen des Kopfes und Halses und als Sammelbecken eines weitgefächerten afferenten Einzugsbereichs sind sie als zweite Relaisstation hinter den Satelliten häufig an der Metastasierung des Mundhöhlenkarzinoms beteiligt. Die Karzinome der Kieferhöhle, des Oberkiefers, des harten und weichen Gaumens und des Zungengrundes metastasieren primär bevorzugt hierher. Da die Metastasierung unter Aussparung der ersten Filterstation direkt in den kranialen Teil der zweiten erfolgt, sind die Absiedlungen dieser Karzinomtypen prognostisch besonders ungünstig.

Von klinischer Bedeutung sind die Kurzschlußverbindungen der submentalen und ventralen bzw. medialen submandibulären Knotengruppen zur mittleren und kaudalen jugularen Gruppe unter Umgehung der Kreuzung durch die inkonstante anteriore zervikale Kette. Mit dieser Form der Metastasierung abweichend von der Hauptstromrichtung ist in etwa 11% der Fälle zu rechnen. Sie erklärt den direkten und isolierten Befall der zweiten und dritten Filterstation ohne nachweisbare Affektion der Satelliten z.B. bei Karzinomen der Unterlippe oder des vorderen Zungendrittels (Abb.8 des Buntbildanhangs).

Ein weiteres prognostisch ungüstiges Merkmal der Karzinome der Mundhöhle ist ihre Neigung zur bilateralen bzw. kontralateralen Metastasierung. Der Lymphabfluß im Kopf-Hals-Bereich ist zwar unilateral ausgerichtet, aber aus mittelständigen oder paramedian lokalisierten Organen oder Regionen kann die Lymphe auch doppelseitig oder über afferente gekreuzte Lymphbahnen abfließen, wie schon ROUVIERE (1932) am Beispiel der Zunge überzeugend dargestellt hat (Abb. 9).

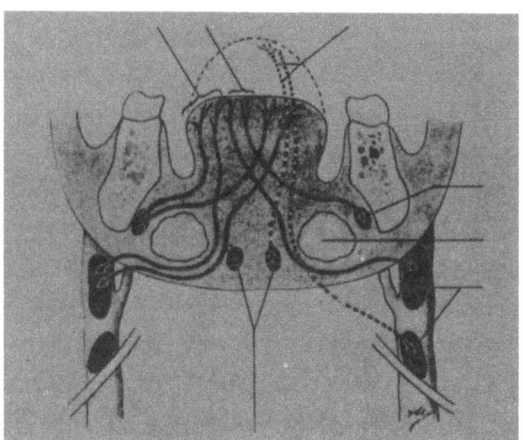

Abbildung 9:

Schema der gekreuzten Lymphdrainage der Zunge nach ROUVIERE (1932).

Auf diese grundsätzliche Möglichkeit des kontralateralen Lymphabflusses am Hals haben aufgrund lymphoszintigraphischer Untersuchung besonders SCHWAB und Mitarbeiter (1965) aufmerksam gemacht. Trotz dieses potentiellen "Cross over" fanden wir die kontralaterale Metastasierung in Übereinstimmung mit FISCH und SIGEL (1964) jedoch nur relativ selten (Abb. 10 und 11 des Buntbildanhangs).

Unter 238 Metastasierungen ermittelten wir eine Frequenz von 8,4%. LINDBERG's Analyse von 1972 sind 15,4% zu entnehmen. Daß die doppelseitigen bzw. kontralateralen Metastasen unserer Untersuchungsreihe fast ausschließlich in der ersten Filterstation oder in den Knoten der Kreuzung lokalisiert waren, mag Zufall der relativ kleinen Serie sein, wird aber von NORTHROP und Mitarbeitern (1972) sowie FLETCHER (1972) bestätigt. Im Vergleich der Kollektive mit homolateralen bzw. bilateralen/kontralateralen Metastasen haben letztere signifikant schlechtere Überlebenschancen. Das Kriterium bilaterale bzw. kontralaterale Metastasierung ist somit von prognostischer Relevanz.

1.4 Status der metastatisch befallenen Lymphknoten

Prognostisch ähnlich bedeutsam wie der regionäre oder multistationäre Befall ist der Status der affizierten Lymphknoten. Dieser Status ist durch die N-Kategorien des TNM-Systems definiert. Der Grad der metastatischen Infiltration und Knotenlokalisation ist durch die Indizes von N gekennzeichnet. Homolaterale Knoten, bei denen die metastatische Infiltration ausschließlich das Parenchym betrifft, bleiben gegenüber ihrer Umgebung verschieblich, entsprechend N_1. Bilateraler bzw. kontralateraler Befall entspricht der Kategorie N_2. Die Fixation des Knotens in seiner Umgebung durch Infiltration oder Penetration der Kapsel ist Merkmal der Kategorie N_3. Bei multinodulärer Metastasierung diktiert der prognostisch höchstwertige Befund die Indexzahl. Nach eigenen Erhebungen verschlechtert sich die Prognose des Tumorleidens mit steigendem Index von N. FRIES und Mitarbeiter (1976) konnten diese Abhängigkeit, allerdings an einem inhomogeneren Patientengut (Fälle aus mehreren Kliniken), nicht bestätigen: die Überlebenskurven von N_0, N_1 und N_2 unterschieden sich prognostisch nur wenig voneinander, während die Kategorie N_3 eine signifikant schlechtere Prognose aufwies (siehe dazu Abb. 12 und 13 des Buntbildanhangs).

Daraus aber schon jetzt eine Neuordnung der N-Kategorien unter Zusammenfassung von N_0, N_1 und N_2 zu N_0 und N_3 zu N_1 (also nur zwei N-Kategorien statt bisher vier) ableiten zu wollen, erscheint übereilt und bedarf der Überprüfung an größeren Kollektiven.

Über die metastatische Infiltration hinaus hat die Größe der befallenen Lymphknoten offenbar eine gewisse prognostische Bedeutung. So muß mit einiger Wahrscheinlichkeit der Befall weiterer Lymphknoten angenommen werden, wenn der Durchmesser des affizierten Satellitenknotens 2 cm übersteigt (NOVACK 1967).

3.5 Zeitpunkt der Metastasierung

Der Zeitpunkt der Metastasierung bleibt spekulativ und ist bisher weder prospektiv noch retrospektiv zu determinieren. Statistische Datenauswertungen erlauben lediglich den Schluß, daß über 90% der Metastasen innerhalb der ersten zwei Jahre nach Erstmanifestation des Primärtumors diagnostiziert werden (vergl. auch ANDRÄ 1965). Das Risiko der Absiedlung wächst exponential mit der Vergrößerung und Invasivität des Karzinoms. Freilich darf nicht übersehen werden, daß es Ausnahmen von diesem "regelhaften" Verhalten gibt. Nicht nur theoretisch sondern in Einzelfällen klinisch belegbar (Abb. 14 des Buntbildanhangs), vermögen bereits Mikrokarzinome zu metastasieren. Ferner verschlechtert die Manifestation von Metastasen bei kurzem anamnestischen Intervall (KOCH 1974) die Prognose des Tumorleidens erheblich. Da der Zeitpunkt der Metastasierung nicht zu determinieren ist, erscheint auch die kritiklose Klassifizierung von "Frühstadien" als weniger bedrohlich nicht unbedenklich.

3.6 Zusammenfassung der Ergebnisse

1. Die Karzinome der Mundhöhle lassen je nach Lokalisation unterschiedliche Neigung zur Metastasierung erkennen. Tumoren der lokolabilen Regionen metastasieren eher und häufiger als die lokostabiler Regionen.

2. Die Metastasierungsneigung nimmt mit dem Ausbreitungsgrad von T fast linear zu.

3. Die Metastasierung erfolgt unter tributärem Organbezug mit einer Wahrscheinlichkeit von über 75% in die Lymphknoten der ersten Filterstation (Satelliten). Die weitere Disseminierung folgt weit überwiegend stufenweise den einzelnen Relaisstationen. Die Knotengruppe der Kreuzung fungiert als zentrale Schaltstation. Die Topographie der metastatisch befallenen Knotengruppen ist prognostisch relevant.

4. Bilateraler bzw. kontralateraler Metastasenbefall verschlechtert die Prognose gegenüber ipsilateralem Befall.

5. Die Prognose des Tumorleidens verschlechtert sich mit steigendem Index von N.

6. Der Zeitpunkt der Metastasierung ist nicht zu determinieren.

4. Therapeutisches Konzept zur Bekämpfung zervikaler Metastasen.

Die experimentell und klinisch statistisch gewonnenen Erkenntnisse haben entscheidend zur Systematisierung und Standardisierung der therapeutischen Konzepte zur Metastasenbekämpfung beigetragen. Trotzdem bleiben einige Unwägbarkeiten, welche die Voraussetzungen der Therapie erschweren und wesentlichen Anteil an den Mißerfolgen haben:

1. Der Zeitpunkt der Metastasierung ist nicht zu determinieren, so daß eine frühe Disseminierung nie mit Sicherheit auszuschließen ist.

2. Eine echte Metastasierungsprophylaxe ist bisher nicht möglich.

3. Mikrometastasen sind weder klinisch noch mit der Lymphographie oder Lymphoszintigraphie erfaßbar; oberflächlich gelegene Knoten werden erst ab 5 mm Durchmesser palpabel, tiefere erst ab 1 cm.

4. Umgekehrt muß nicht jeder palpable Lymphknoten im Quellgebiet eines Primärtumors zwangsläufig eine Metastase sein (45% falsch negative Befunde im Untersuchungsgut von SIMON 1975).

5. Abweichungen vom normalen Metastasierungsmuster können die ohnehin schon schwierige Diagnostik und Indikationsstellung komplizieren.

4.1   Das Prinzip der Blockoperation

Die frühzeitige und radikale Ausrottung des Primärtumors bietet die
einzige Gewähr, einer Metastasierung wirkungsvoll zu begegnen.
HEIDENHAIN (1889) und KÜTTNER (1898) haben mit grundlegenden Untersuchungen die nosologische Einheit von Primärtumor und Metastase ein-
drucksvoll aufgezeigt. CRILE (1906) gebührt das Verdienst, dieses
Prinzip mit der "Ausräumung der zervikalen Lymphknoten im Block" konsequent auf die chirurgische Behandlung der Kopf- und Halstumoren
übertragen zu haben. Die Blockoperation ist - vielfach modifiziert
und technisch perfektioniert - heute zum wesentlichen Bestand der
Behandlungsstrategie gegen den Mundhöhlenkrebs und seiner Metastasen
geworden.

Das Konzept der Blockoperation basiert auf der Erkenntnis, daß die
Lymphketten des Halses als in sich geschlossene Systeme an gut definierter Stelle suprahyoidal bzw. supraklavikulär abgesetzt werden
können, bevor sie mit weiteren Filterstationen kommunizieren oder in
die großen Lymphkollektoren einmünden (REHRMANN 1951). Die Geschlos-
senheit dieses Systems erweist sich auch lymphoszintigraphisch (ZITA
1967).

Die Indikation zur Monoblockoperation setzt voraus, daß begründete
Verdachtsmomente für das Vorliegen von Metastasen gegeben oder nach
Maßgabe allgemeiner oder primärtumorbedingter Kriterien zu erwarten
sind. Über die Ausräumung des zervikalen Lymphsystems hinaus kommt
das Blockprinzip den Erfordernissen der radikalen Primärtumorentfer-
nung sehr entgegen, denn es gewährleistet Übersicht und bessere Be-
urteilbarkeit der Sicherheitsgrenzen.

4.2   Operative Verfahren, Indikationen, therapeutische Erfolgsanalysen.

4.2.1 Suprahyoidale Ausräumung

Bei negativem Lymphknotenpalpationsbefund gehen wir wie auch REED und
RABUZZI (1969) die Karzinome der Ausbreitungsstadien T_2 und T_3 der
unteren Mundhöhlenetage besonders im prä- und postcaninen Bereich
inklusive Unterlippe und Wange kaudal der Interkalarlinie mit der
suprahyoidalen Ausräumung an. Der Block beinhaltet den Primärtumor
mit den Weichteilen der Submandibular- und Submentalregion kranial

des Hyoid und des Musculus biventer unter Erhaltung der Vena jugularis interna. Die meist befallene erste Filterstation des zervikalen
Lymphdrainagesystems ist damit an gut definierter Stelle elektiv in
die Operationsgrenzen einbezogen. Voraussetzung dazu ist, daß die
Lymphknotengruppe der Kreuzung zu Beginn der Operation obligat frei-
gelegt und inspektorisch sowie palpatorisch im direkten Zugang untersucht wird. Prätherapeutisch nicht palpable metastasenpositive Befunde sind bei diesem Vorgehen nach eigenen Untersuchungen in etwa 15%
einzukalkulieren und haben die unmittelbare Ausweitung des Eingriffs
zur radikalen Halslymphknotenausräumung zur Folge. Ein negativer Befund schließt umgekehrt nach unseren Kalkulationen mit einer Irrtums-
wahrscheinlichkeit von 14% den Befall tieferer Filterstationen aus.

Unter strenger Beschränkung der Indikation auf palpatorisch negative
Lymphknotenbefunde erzielten wir mit der suprahyoidalen Ausräumung,
die bei medianer Tumorlokalisation stets doppelseitig und einzeitig
angewendet wurde, eine minimale 5 Jahres-Überlebensrate von 49%.
Auch im statistischen Bericht des DÖSAK (1977) sind die Erfolge der
suprahyoidalen Ausräumung signifikant besser als die der Neck dissection. Dabei ist aber zu berücksichtigen, daß die suprahyoidale Ausräumung überwiegend elektiv, die Neck dissection dagegen meist kurativ eingesetzt wurde. Daß nur 14% der so behandelten Patienten in der
Nachkontrollphase von Metastasen der zweiten bzw. dritten Filterstation befallen waren, verdient besonders hervorgehoben zu werden.
Auch in diesen Fällen gelang es noch, durch die frühzeitig nachge-
holte radikale Neck dissection eine minimale 5 Jahres-Überlebensrate
von über 50% zu erzielen.

Unter Hinweis auf die Effektivität der Methode können wir den erwähn-
ten 14% Sekundärmetastasen in der zweiten bzw. dritten Filterstation
keine ausreichende Beweiskraft als Argument gegen die suprahyoidale
Ausräumung zubilligen. Theoretische Vorbehalte wie z.B. Durchbrechung
des Blockprinzips treffen nur teilweise zu. Ihnen stehen therapeutische Erfolge gegenüber, die sich - obwohl auf den ersten Blick mit
den Grundsätzen der radikalen Tumorchirurgie unvereinbar (TAILLENS
1967) - aus der tributären Bezogenheit des lymphatischen Systems und
der Lymphodynamik erklären lassen. Wie beschrieben sind in 75% der
Fälle (DÖSAK 1977: 86% !) die regionären Metastasen des Mundhöhlenkarzinoms in den Satellitenknoten und damit in der ersten Filtersta-

tion zu erwarten. Damit ist auch der weitaus größte Teil der durch Palpation nicht erfaßbaren Mikrometastasen im suprahyoidalen Block zu vermuten. CACHIN und Mitarbeiter (1967) vom GUSTAVE-ROUSSY-Institut bestätigen diese Erfahrungen an großen Serien und folgern daraus, daß die Entscheidung über das Ausmaß der radikalen Lymphknotenausräumung bei prätherapeutisch negativer Palpation mit einem hohen Sicherheits- grad intraoperativ speziell durch die gezielte Untersuchung der Kno- ten der Kreuzung im subdigastrischen Winkel zu stellen ist.

Zusammenfassend empfiehlt sich bei prätherapeutisch nicht suspektem Lymphknotenbefund folgendes Vorgehen: submandibulärer Schnitt, Präpa- ration des Carotisdreiecks ohne Eröffnung der Gefäßscheide, Palpation der Lymphknotengruppe der Kreuzung. Falls diese negativ ausfällt, Entwicklung des suprahyoidalen Blocks. Bei positivem Palpationsbefund ist der Eingriff unmittelbar zur Neck dissection auszuweiten.

4.2.2 Neck dissection: kurativ oder prophylaktisch ?

Die Indikation zur radikalen Halslymphknotenausräumung stellen wir bei Vorliegen folgender Kriterien:

1. Bei palpablen regionären Lymphknoten im Drainagesystem eines Pri- märtumors unter der Voraussetzung eines vertretbaren allgemeinen Operationsrisikos.
2. In Einzelfällen ohne tastbare Lymphknoten bei ausgedehnten Karzi- nomen und bei jüngeren Patienten, wo mit hoher Wahrscheinlichkeit mit einer bereits erfolgten klinisch aber noch nicht evidenten Metastasierung zu rechnen ist. Das Blockprinzip gilt dabei nach den bereits aufgezeigten Regeln.

Nach unserer Auffassung sollte die Neck dissection fast ausschließ- lich kurativ, d.h. bei begründetem Metastasenverdacht angewendet wer- den. Die so erzielte minimale 5 Jahres-Überlebensrate (MSR) von 40,2% kann sich bei strenger Auslegung der Kriterien mit den Resultaten an- derer europäischer oder amerikanischer Behandlungszentren messen, zu- mal die Resektate in 86% der Fälle histologisch verifizierte Metasta- sen enthielten. Zum Vergleich erzielten BEAHRS und BARBER (1962) an 361 Patienten 40,1% 5 Jahres-Überlebensraten bei positiven Lymphkno- tenbefunden und in 68,9% bei negativen und damit eine durchschnittli- che 5 Jahres-Überlebensrate von 46,3%, wobei die Überlebensrate nicht näher definiert ist.

Die Diskussion um das Für und Wider der "prophylaktischen" oder "systematischen" Neck dissection, d.h. der radikalen Halslymphknotenausräumung bei jedem Fall von Mundhöhlenkarzinom unabhängig von tastbaren Lymphknoten, wurde bereits 1906 durch CRILE mit seiner These: "dissection is indicated whether the glands are or are not palpable" entfacht, ist jedoch bis heute ohne allgemein akzeptables Ergebnis geblieben.

Unser Standpunkt zu dieser Frage gründet sich auf die Ergebnisse eigener differentialtherapeutischer Analysen (KOCH 1974) und auf die kritische Wertung großer Behandlungsserien aus der Literatur unter Einbeziehung der Pathophysiologie des Metastasierungsablaufs.

Wie eingangs erwähnt, hängt die Neigung des Karzinoms zur Metastasierung von seiner biologischen Aggressivität, d.h. von seinen Wachstums- und Infiltrationspotenzen ab. Die Aggressivität ist als Funktion von Differenzierungsgrad, Zeit und Lokalisation sowie bis dato unerforschter biochemischer und zytologischer Attribute des Tumors zu begreifen.

Unter der hypothetischen Voraussetzung einer quantitativen Erfaßbarkeit der Aggressivität würde die Metastasierungsneigung exakt meßbar und würde damit zum wesentlichsten prognostischen und therapeutischen Kriterium. Bis heute ist die Tumoragressivität jedoch auch auf der Basis des Parameters der Verdopplungszeit (vergl. Teil II, 4) nicht präzise definierbar. Sie kann folglich auch nicht als entscheidendes Argument in der Diskussion um die prophylaktische Halslymphknotenausräumung bei negativem Palpationsbefund verwendet werden. Die Entscheidung in der Kontroverse "prophylaktische" oder "kurative" Neck dissection ist also wissenschaftlich solange nicht zu treffen, wie es an verbindlichen Parametern zur Beurteilung der Metastasierungsneigung und an statistisch einwandfreien Vergleichsserien mangelt. Bis dahin müssen sich prognostische Wertungen an Hilfsfunktionen klinisch relevanter Sachverhalte orientieren.

So verweisen die Befürworter der prophylaktischen Neck dissection darauf, daß erfahrungsgemäß etwa 50% der Mundhöhlenkarzinome metastasieren und argumentieren mit der Unzuverlässigkeit klinischer Tastbefunde und Fehlerquoten bis zu 75% (TAILLENS 1968 bei Karzinomen des Hals-Nasen-Ohrenbereichs). Sie folgern daraus, daß die Prognose

nur durch Ausweitung der Indikation zur prophylaktischen Neck dissection zu verbessern ist (KREMEN 1967).

In Übereinstimmung mit SAKO und Mitarbeiter (1964) sowie DiTROIA
(1972) halten wir Fehlerquoten von 20 bis maximal 30% bei systematischer und akurater Metastasenfahndung bei Karzinomen unseres Fachbe-
reichs für akzeptabel und statistisch nachvollziehbar, darüber hinaus
aber für unwahrscheinlich hoch. NOVACK (1967) beziffert die Quote positiver Metastasenbefunde bei prätherapeutisch negativer Palpation
in seinem Untersuchungsgut auf nur 15 bis 20%. In der Serie von
BEAHRS und BARBER (1962) waren nur 4% der Palpationsbefunde falsch
negativ und 8% falsch positiv.

Mit statistischer Kalkulation an großen Fallzahlen (1100) gelang
HARROLD (1967) darüber hinaus der überzeugende Nachweis, daß die prophylaktischen Neck dissection kaum zu einer signifikanten Verbesserung der 5 Jahres-Überlebensraten beitragen kann. NOVACK (1967) und
W. BECKER (1963) bestätigen das und warnen vor übertriebenem Radika-
lismus, solange statistisch exakte Beweise für den Wert der Operation noch ausstehen.

In den Rahmen der"hohen Fehlerquoten"bei Tastbefunden gehören auch
die im Abflußgebiet von Karzinomen häufig beobachteten Reaktionen
von Lymphknoten im Sinne einer chronischen Lymphadenitis ohne er-
kennbare Spezifität (LENNERT 1963). Die Bedeutung dieser Reaktionen
ist bis heute nicht geklärt. Es gibt gegenwärtig kein Mittel zu ent-
scheiden, ob chronische Lymphadenitiden im Lymphdrainagesystem eines
Karzinoms als Reaktion der Lymphknoten auf die Tumorzellen oder auf
deren Abbauprodukte oder aber, wofür einiges mehr spricht, auf tumo-
rale bzw. peritumorale Begleitentzündungen zurückzuführen sind. Die
Hypothesen über "prämetastatische Veränderungen" im Lymphknoten sind
noch zu spekulativ und müssen durch weitere Erkenntnisse aus der experimentellen Metastasenforschung erhärtet werden, bevor ihnen Bedeu-
tungen im Sinne spezifischer Abwehrfunktionen zuzumessen sind. Die
reaktiven Veränderungen von Lymphknoten im Drainagesystem von Karzinomen erklären die falsch positiven Palpationsbefunde: 27% nach SAKO
und Mitarbeiter (1964) und 45% nach SIMON (1975).

Nach diesen Ausführungen erscheint die Frage von CRILE jr. (1967)
"the smaller the cancer the bigger the operation ?" berechtigt.

Schließlich sollte nicht unerwähnt bleiben, daß es ein Unterschied
ist, die elektive Neck dissection für supraglottische Larynx- bzw.
Laryngopharynxkarzinome oder für die Karzinome der Mundhöhle zu em-
pfehlen. Dieser gravierende Unterschied besteht in der Organbezogen-
heit der Mundhöhle zum Lymphabflußsystem der ersten Filterstation,
während die Karzinome tieferer Organsysteme gleich in die zweite bzw.
dritte Filterstation des Halses metastasieren und daher diese zusätz-
liche Sicherung nicht aufweisen.

Abgesehen davon, daß selbst unter der Annahme von 40% okkulter Metastasen in 60% der Fälle die systematische Neck dissection ohne Meta-
stasennachweis erfolgt (REED und RABUZZI 1969), erscheint ein weiterer Aspekt in der Diskussion wesentlich, der in der Literatur eher
verharmlost wird, dessen gravierende Bedeutung für die Patienten jedoch durch systematische Untersuchung belegt werden konnten (PFEIFLE
und KOCH 1973): die Folgeerscheinungen der Resektion des N.accessori-
us mit irreversiblen Funktionsstörungen des Schulter-Arm-Gürtels,
sekundärem HWS-Syndrom und neuralgiformen Beschwerden, die zusammen-
genommen häufig genug zu Berufsunfähigkeit und - in der Kindheit
oder Jugend durchgeführt - zu schweren Haltungsschäden führen
(Abb. 15 und 16 des Buntbildanhangs). Die Mikrochirurgie wird erst
noch den Nachweis zu erbringen haben, ob diese schweren Funktionseinbußen durch die systematische autologe Ersatztransplantation des
N. accessorius aufzufangen sind.

Die schwierige Entscheidung zwischen den kanzerologischen Erfordernissen und dem Bestreben, bleibende Schäden funktionell wichtiger
Systeme zu verhindern, hat zu manchen Konzessionen an die Radikalität geführt, so zur Erhaltung der Vena jugularis interna auch bei
kurativer Neck dissection, sofern die Lymphknoten mobil sind, zur
Prävention des N. accessorius bis hin zur konservativen Neck dissection von BOCCA (1967). Diese als "anatomisch" verstandene Operation
ist nach Erfahrungen von BOCCA an über 100 Fällen unter kanzerologi-
schem Aspekt ebenso effektiv (bei mobilen Lymphknoten !) wie die
traditionelle "radikale" Neck dissection. Sollten sich diese Erfahrungen an randomisierten Serien objektivieren lassen, bietet sich
hier eine Alternative vor allem für die elektive Neck dissection an.

Erst kürzlich stellte GRIMM (1976) die "funktionelle Neck dissection"
als eine Neuorientierung der Behandlungsrichtung heraus, welche die

schweren Funktionseinbußen des radikalen Vorgehens vermeidet. Der
Preis ist eine geringere Übersicht und damit ein erhöhtes Risiko der
Residualmetastasierung, abgesehen von einem erheblich höheren Zeit-
aufwand.

Das Ziel der prohphylaktischen Verfahren, denen die funktionelle
Neck dissection zuzuordnen ist, ist es gerade, die klinisch nicht
identifizierbaren Mikrometastasen zu eleminieren, genau das aber erscheint trotz subtiler Präparation zweifelhaft. Ferner ist die Erhaltung des Blockprinzips von Primärtumor und Lymphdrainagesystem
schwierig, so daß die kanzerologische Sicherheit fragwürdig bleibt.

Seit VIRCHOW (1888) galt die These von der Filter- bzw. Barrierefunktion der Lymphknoten bei der Tumordisseminierung unbestritten. Wenngleich tierexperimentelle Untersuchungen über die "transnodale Passage" von Tumorzellen der Gebrüder FISHER (1967) die Vollgültigkeit
dieser Annahme in Frage stellen, ist andererseits die Funktion der
Lymphknoten als mechanische und biochemische - zumindestens tempo-
rär wirksame Barriere sowie beim Aufbau der allgemeinen Immunisierung
und zellständigen Antikörper durch ZEIDMAN und BUSS (1954) sowie
durch STOKER (1967) belegt.

Menschliche Tumoren sind unterschiedlich immunogen, daher ist auch
die immunologische Bedeutung der Lymphknoten im Drainagesystem eines
Tumors so schwer zu beurteilen. KETT und LUKACS (1973) sehen es dennoch als erwiesen an, daß die Barriere-Funktion eines Lymphknotens
so lange aufrecht erhalten werden kann, wie das Gesamtgewicht der
Tumorzellinvasion 1/10 bis 1/15 des befallenen Lymphknotens nicht
übersteigt. FISHER und FISHER (1967) fanden unabhängig von der zuge-
führten Tumorzellzahl eine relativ konstante "Rückhaltequote" im
Lymphknoten von etwa 30%. Das spricht dafür, daß die Tumorzellen
selbst eine aktive Rolle bei dem "Rückhaltephänomen" spielen (aktive
Steuerung der Passagezahl). Auch GRIFFITH (1968) spricht sich dafür
aus, daß bei Patienten mit verminderter Immunkompetenz die nicht befallenen Lymphknoten als regionäre Barriere belassen werden sollten.

Nach tierexperimentellen Untersuchungen von ZEIDMAN und BUSS (1954)
sind regionäre Lymphknoten imstande, die vom Vas afferens zuströmen-
den Tumorzellen etwa 40 Tage lang aufzuhalten. Erst nach Erschöpfung
der Barrierefunktion werden weitere Lymphknoten befallen, während

die übrigen Tumorzellen durch kontralaterale oder sonstige alternative Lymphbahnen wieder neue Randsinus einnehmen können.

Auch eigene Untersuchungen an Neck dissection-Blöcken lassen in Über-
einstimmungen mit SIMON (1975) an eine Abwehreinrichtung denken, denn

1. befinden sich die Metastasen in den Satellitenknoten fast ausschließlich im Zentrum des regionären Reaktionsfeldes, d.h.
   der Gesamtheit vergrößerter Lymphknoten,
2. finden sich in unmittelbarer Umgebung der Metastasen gehäuft
   Lymphknoten mit follikulärer lymphatischer Hyperplasie und
3. häufen sich in Richtung des weiteren Lymphabstroms Knoten mit
   Sinusreaktionen als Zeichen verstärkter abbauender und resorp-
   tiver Tätigkeit nach LENNERT (1963).

Diese Veränderungen wurden von DONAT (1944) als prämetastatische
Reaktionen gedeutet.
Danach scheint die Annahme nicht unbegründet, daß Tumorzellen nach
der Passage von reaktionsfähigen Lymphknoten in ihrer metastatischen
Aggressivität gehemmt sind (FISHER und FISHER 1967).

Obwohl es bisher an eindeutigen Beweisen für kanzerizide Leistungen
der Lymphknoten mangelt, ist die prophylaktische Ausräumung des kollaren Lymphsystems unter dem Aspekt einer Schwächung der regionären und
allgemeinen Abwehr nicht unbedenklich, nachdem als sicher gilt, daß
Lymphgefäße und vor allem die Lymphknoten Barrieren für Partikel,
Bakterien und Toxine darstellen.

Aus diesen Erwägungen halten wir uns in der Indikation zur Halslymphknotenausräumung an den wesentlichsten Parameter der Erkrankung,
nämlich die Ausdehnung des Primärtumors (KOCH 1974) und legen dabei
die in Übereinstimmung mit SPIESSL (1966), dem Deutsch-Österrei-
·chisch-Schweizerischen Arbeitskreis für Tumoren (DÖSAK 1973) sowie
FRIES und Mitarbeiter (1973) gefundene fast lineare Beziehung zwischen Tumorgröße und Metastasierungsfrequenz zugrunde. Die Beziehung
erleichtert die Indikationsstellung zum operativen Vorgehen bei negativem Tastbefund wesentlich: Karzinome des Stadium T_1 können in der
Regel ohne Berücksichtigung des regionären Lymphsystems operiert und
abwartend nachkontrolliert werden. Karzinome der unteren und lateralen Mundhöhlenwandungen der Stadien T_2 und T_3 erfordern die Block-
Dissection mit systematischer Ausräumung der submandibulären Weich-
teile. Falls intraoperativ Metastasen verifiziert werden, muß der

Eingriff unmittelbar zur Neck dissection ausgeweitet werden.

Mit konsequenter Anwendung dieses therapeutischen Konzepts werden dem
Patienten die unerwünschten Folgen der radikalen Neck dissection bei
möglicherweise negativem histologischen Lymphknotenbefund erspart.
Andererseits werden prätherapeutisch nicht erfaßbare Mikrometastasen
nach statistischer Wahrscheinlichkeit in über 80% mit der suprahyoidalen Ausräumung in der ersten Filterstation erfaßt. Damit wird deut-
lich, daß die suprahyoidale und totale Ausräumung des zervikalen
Lymphsystems keine rivalisierenden Verfahren sind. Beide haben ihre
speziellen Indikationsbereiche, in denen sie sich mehr ergänzen als
miteinander konkurrieren.

Während die suprahyoidale Ausräumung komplikationslos doppelseitig
simultan durchzuführen ist, empfiehlt sich bei der doppelseitigen
Neck dissection ein zweiphasiges Vorgehen mit 4 bis 6 Wochen Abstand
(BEAHRS und BARBER 1962, TAILLENS 1967, KOCH 1974), wobei der Index
von N die Priorität der Seite diktiert. Auch bei doppelseitigem Metastasenbefall hat sich uns in Übereinstimmung mit REED und RABUZZI
(1969) die Kombination mit der suprahyoidalen Ausräumung in der ersten Phase bewährt: Neck dissection auf der gefährdeten Seite, suprahyoidale Ausräumung auf der weniger befallenen. In der zweiten Phase
erfolgt die Neck dissection "nachgeholt". Die Komplikationsrate ist
auch ohne systematische Tracheotomie sehr gering und die 5 Jahres-
Überlebensrate mit 15,7% durchaus der bei Anwendung der doppelseitig
simultanen Neck dissection mit systematischer Tracheotomie vergleich-
bar (MOORE 1967, Memorial Center New York: "expected" long term survi-
val about 15% bei hohen intra- und postoperativen Komplikationen).

4.3 Zur Strahlen und Chemotherapie zervikaler Metastasen

Plattenepithelkarzinome der Mundhöhle gelten nach der Klassifizierung
von v. RAJEWSKY (1956) allenfalls als mittelgradig strahlenempfindlich,
die regionären Metastasen aber nach vorherrschender Auffassung als
strahlenresistent. Das Problem der Radioselektivität, also des schma-
len Grats zwischen der radiologischen Beeinflußbarkeit der Metastasen
und der Toleranz der gesunden Umgebung, stellt sich hier ganz besonders. Herddosen von mindestens 6000 Rd wären erforderlich, um ver-

nichtungswirksam zu sein. Hier beginnen jedoch bereits die Komplikationen am gesunden Gewebe und die Grenzen der Belastbarkeit. Tatsächlich blieben die Leistungen sowohl der konventionellen Bestrahlung
als auch der Hochvolttherapie mit maximal 21% 5 Jahres-Überlebensraten hinter den gesetzten Erwartungen zurück. So wird verständlich,
daß die alleinige Strahlentherapie zervikaler Metastasen auf breite
Ablehnung gestoßen ist (NAUMANN 1957, W. BECKER 1963, FISCH 1964,
SCHWAB 1967). TAILLENS (1967, 1968) hat diese Ablehnung sinngemäß
dahingehend zusammengefaßt, daß keine Art der Strahlentherapien in
der Lage sei, Lymphknotenmetastasen zu heilen. Auch wenn Knoten durch
die Bestrahlung unter Vernarbung und Hyalinisierung scheinbar ver-
schwinden, sind sie bei der nachgeholten Operation oder Autopsie immer noch nachweisbar. Aus der Regression der Lymphknoten also den
Schluß zu ziehen, die Metastase sei strahlensensibel, ist fast immer
trügerisch. Mit der okkulten Präsenz überlebender Tumorzellen ist
die Gefahr der weiteren Aggression des Tumors keineswegs gebannt.

Die unverzüglich einsetzende chirurgische Behandlung der zervikalen
Metastasen verspricht mit 40 bis 46% durchschnittlicher 5 Jahres-
Überlebensraten einen weitaus besseren Effekt (BEAHRS und BARBER
1962). Nach dem Bericht des DÖSAK (1977) waren die Überlebensraten
nach chirurgischer Behandlung signifikant besser als nach alleiniger
Bestrahlungstherapie. Trotzdem kann nicht verhehlt werden, daß die
ablative Chirurgie damit ihren Grenzwerten nahe gekommen ist und daß
die Quote von Residual- bzw. Rezidivmetastasen relativ hoch ist
(etwa 30% in der Literatur, 18,5% im eigenen Krankengut). Diese Metastasen sind chirurgisch kaum mehr zu beeinflussen, darüber hinaus hat-
ten 25% dieses Patientenkollektivs auch hämatogene Metastasen. Hier
liegt ein Ansatz für die sinnvolle Ausschöpfung aller radio-chirurgi-
schen Kombinationsmöglichkeiten, um belassene Mikrometastasen zu
vernichten (REHRMANN und SCHEUNEMANN 1969).

Große Hoffnungen wurden auf die systematische Nachbestrahlung gesetzt.
Gegen diesen Modus stehen theoretisch die ungünstigen Konditionen im
postoperativ schlecht oxygenierten Narbengewebe (VIETEN 1958). Ferner
gilt, je radikaler der operative Eingriff, desto ungünstiger die Aus-
gangssituation hinsichtlich der Strahlentoleranz des gesunden Gewebes.
Nach den wenigen verwertbaren Angaben aus der Literatur scheinen diese Vorbehalte berechtigt, denn die postoperative Bestrahlung konnte
die Ergebnisse der Neck dissection nicht signifikant verbessern

(FLEISCHMANN und FRIES 1961, WISE und BAKER 1962, KOCH 1974).

Unter Vorbehalt lassen Mitteilungen von JESSE und FLETCHER vom M.D.
Anderson Hospital, Houston 1977, positive Rückschlüsse auf die Vermeidung von Residualmetastasen nach Neck dissection durch die adjuvante Radiotherapie mit durchschnittlich 5000 Rd auf beide Halsseiten
bei metastasenpositivem Lymphknotenbefund zu. Konkrete Vergleiche
mit anderen Serien scheitern jedoch daran, daß offenbar verschiedene
Modifikationen der Neck dissection mit unterschiedlicher Radikalität
zugrunde gelegt wurden. Immerhin deuten die Ergebnisse die Möglichkeit der Verbesserung der Überlebensraten an. Wir stellen die Indikation zur postoperativen Bestrahlung des gesamten Operationsbereichs
mit 5000 bis 6000 Rd bei Befall mehrerer Filterstationen bzw. bei
positivem Metasenbefund in der dritten Filterstation. Die geringen
Fallzahlen und das Fehlen randomisierter Serien erlauben aber bisher
keine Rückschlüsse auf die Effektivität.

Moderne Verfahren versuchen mit Synchronisationseffekten die Strah-
lensensibilität zu steigern und damit die schlechte Sauerstoffver-
sorgung in voroperierten Regionen zum Teil auszugleichen (AMMON und
Mitarbeiter 1972). Ob die Bemühungen mit "radiosensibilisierenden"
Substanzen um eine wenigstens partielle systematische Synchronisation des Tumorzellzyklus in Kombination mit der Bestrahlung effek-
tiver sind, muß insgesamt angesichts der hohen Variabilität kineti-
scher Daten in ein und demselben Tumor bezweifelt werden (SHIRAKAWA
und Mitarbeiter 1970), wenngleich der Effekt der Synchronisation an
den von ihr erreichten Zellen unbestritten ist (AMMON und Mitarbeiter
1973).

Zur Überprüfung der Leistungsfähigkeit einer postoperativen Radiotherapie sind prospektive Studien an statistisch homogenen Patienten-
kollektiven dringend nötig. Erste Initiativen mit randomisierten
Serien sind u.a. vom DÖSAK (1976) eingeleitet.

Auch die bisherigen Kenntnisse über die präoperative Bestrahlung pal-
pabler zervikaler Lymphknoten reichen nicht aus, um daraus ein ver-
bindliches Behandlungskonzept ableiten zu können. Das Studium der
reichhaltigen Literatur aus den letzten 15 Jahren hilft hier auch
nicht weiter. Wesentliche Streitpunkte sind weiterhin die Dosishöhe
und Fraktionierung (LINDBERG und Mitarbeiter 1972). Bei anfänglich

optimistischer Einschätzung ist das Konzept der Kurzzeitvorbestrahlung
(HUG 1964) mit 1500 bis 3000 Rd in 1 bis 3 Wochen und anschließende
Operation unseres Wissens den Beweis ihrer Effektivität durch Lang-
zeitergebnisse bisher schuldig geblieben. Zwar hat STRONG 1969 mit
einer prospektiven Studie bei vorbestrahlten Fällen signifikant weniger Residualmetastasen nach Neck dissection vor allem, wenn mehrere
Filterstationen befallen waren, nachweisen können, jedoch hat dieser
lokale Vorteil sich nicht positiv auf die Überlebensraten ausgewirkt.
Ähnlich sind die Studien von NORTHROP und Mitarbeiter (M.D. Anderson
Hospital, Houston 1972) und von MOORE und Mitarbeiter (1972) zu werten.
Trotz fehlender positiver Auswirkung auf die 5 Jahres-Überlebensraten
lassen sie auf günstige Effekte der Vorbestrahlung, vor allem bei Fällen mit klinisch suspekten Metastasen schließen. Immerhin erscheint
das M.D. Anderson-Konzept am ehesten geeignet, den Beweis für seine
Richtigkeit an randomisierten Serien zu überprüfen.

Resümierend ist aber bisher keines der vorgeschlagenen Konzepte soweit
abgesichert, daß eine generelle Empfehlung berechtigt erscheint
(KÖLLING 1976).

Schließlich ist auch die "prophylaktische Bestrahlung" der Halsregion
bei negativem Tastbefund umstritten, wobei der Terminus "prophylak-
tisch" irreführend ist, da die Bestrahlung nur substratbezogen erfolgen kann. Nach tierexperimentellen Untersuchungen von KLEY (1963) ist
auch nach Tumordosen von über 6000 Rd nicht mit einer mechanisch-funk-
tionellen Blockade der Lymphabflußbahnen zu rechnen. Unter der Bestrahlung setzt ein verstärkter Lymphstrom ein, der den Patienten in Gefahr
bringt, daß Karzinomzellen, die noch gar nicht oder nicht ausreichend
strahlengeschädigt sind, leicht verschleppt werden. Darüberhinaus sollen Teilblockaden die atypische Metastasierung begünstigen (FISCH 1966)
(Abb. 17 des Buntbildanhangs).

Diese negativen Ergebnisse wurden lymphographisch und lymphoszintigraphisch bestätigt. Daher ist auch nach Applikation voller Tumordosen
im Halsbereich nie ein kompletter lymphatischer Block zu beobachten
(SCHWAB und Mitarbeiter 1967). GILBERT und Mitarbeiter von der Stan-
ford University berichten 1975 über die prophylaktische Halsbestrah-
lung bei 114 Patienten mit einer N_0-Ausgangssituation, die später in
38% Lymphknotenmetastasen im vorbestrahlten Feld entwickelten. Das
entspricht fast der normalen Metastasierungserwartung, so daß der

Strahleneffekt gleich Null gewesen sein dürfte. Resümierend kann man
mit LINDBERG und Mitarbeitern (1972) von Ausnahmen abgesehen bis jetzt
kein eindeutig statistisch gesichertes Statement über die Effektivität
der kombinierten chirurgisch-radiologischen Behandlung von zervikalen
Metastasen abgeben. Dennoch zielen die Empfehlungen des M.D. Anderson
Hospitals und Tumor Instituts, Houston (BARKLEY und Mitarbeiter 1972)
auf die kombinierte Behandlung zervikaler Metastasen, wobei Vor- und
Nachbestrahlung gleichermaßen effektiv sein sollen.

Ähnlich wie die Strahlentherapie hat auch die Chemotherapie trotz un-
bestrittener Fortschritte in der Behandlung von Primärtumoren auf dem
Feld der Bekämpfung klinisch manifester lymphogener Metastasen praktisch versagt und ist bisher nicht über ein Experimentierstadium hin-
ausgekommen (GASTPAR 1974). Die Chemotherapie hat wie die Radiotherapie gegen die multikausalen Probleme der "Resistenz" sowie gegen die
"Tumormasse" zu kämpfen. Dennoch gibt die Logik des Konzepts bei
systematischem Ausbau bisheriger Erkenntnisse besonders aus der Zell-
kinetik Anlaß zu berechtigten Hoffnungen, daß die Ergebnisse der Behandlung von Tumoren des Kopfes und Halses bei sinnvoller Kombination
von Operation, Strahlen- und Chemotherapie in Zukunft weiter zu verbessern sind. Die Chancen speziell der adjuvanten Polychemotherapie
liegen in der Vermeidung einer Tumor-Disseminierung und in der Bekämpfung von klinisch okkulten Mikrometastasen. Damit gehört die zyto-
statische Chemotherapie aber bereits zur initialen Phase und nicht
erst an das Ende der Krankheit.

Auch die adjuvante Immuntherapie befindet sich noch im Stadium des
Experiments. Über Versuchsansätze hinaus ist bei kritischer Betrach-
tung wenig von der anfänglichen Euphorie geblieben. Zur Abschätzung
der wahren Wertigkeit für die Klinik sind exaktere Studien an grös-
seren Serien mit Randomisierung der Gruppen und definierten Kontrollen dringend notwendig (CARTER, 1976). Unter diesen Voraussetzungen
wird sich die Logistik des Konzepts weiter durchsetzen und möglicherweise auch zu einer Verbesserung der Metastasenbehandlung beitragen.

Zusammenfassend stellt sich die Situation der Bekämpfung lymphogener
Metastasen des Mundhöhlenkarzinoms so dar, daß operative Verfahren
eindeutig dominieren. Trotz ausgefeilter Technik und standardi-
sierter Indikation besteht aber wenig Hoffnung, die minimalen

5 Jahres-Überlebensraten dadurch wesentlich über 40% annehmen zu
können. Hier eröffnet sich ein Feld für die adjuvante Radio- und/oder
Chemotherapie. Die Therapiemöglichkeiten scheinen hier noch nicht annähernd ausgeschöpft. Es fehlt an fundierten klinischen Studien mit
randomisierten Vergleichsserien. Beispielgebende Initiativen sind vom
DÖSAK eingeleitet. Nach Auswertung der Ergebnisse halten wir in Übereinstimmung mit RIECHE (1976) ein zukünftiges Behandlungskonzept wie
das folgende durchaus nicht für utopisch:

Operation

Radiotherapie   Kombinationstherapie   Chemotherapie

Immuntherapie

II. TEIL

1. Einleitung

Die Lehre von der lymphogenen Metastasierung der Tumoren der Kiefer-
und Gesichtsregion basiert im wesentlichen auf dem Regionaritätsprinzip (vergl. Teil I), d.h. bestimmte Regionen sind als lymphatisches
Einzugsgebiet tributär einem Lymphknoten oder einer Knotengruppe zugeordnet, den Satelliten bzw. regionären Lymphknoten. Das Metastasierungsmuster wird weitgehend von lymphodynamischen Strömungsgesetzen
bestimmt, wobei auch Shunts und By passes als physiologische Varianten in 20% einzukalkulieren sind. Ferner gilt es als regulär, daß
sich 90% der lymphogenen Metastasen innerhalb von 2 Jahren nach dem
Initialsymptom des Primärtumors manifestieren. Zu Einzelheiten über
den Metastasierungsmodus unter "Normbedingungen" sei hier unter Hinweis auf die einschlägige Literatur in Teil I und eigene Beiträge
(KOCH 1974, 1975) hingewiesen.

Die Akzente des II. Teils dieser Studie liegen auf folgenden - als
"irregulär" verstandenen - Formen der zervikalen Metastasierung:

1. Rezidivmetastasen,
2. Lymphangiosis blastomatosa,
3. Spätmetastasierung und
4. Halsmetastasen unbekannten Ursprungs.

Alle diese Formen sind wissenschaftliche Raritäten, können aber im
Sinne DIETRICH's (1947) zur Vertiefung des Verständnisses um die Metastasierung beitragen.

2. "Rezidivmetastasen" - "Residualmetastasen"

Klinische Erfahrung zeigt, daß auch nach der sogenannten radikalen
Neck dissection in einem gewissen Prozentsatz (DÖSAK 1977: 10%;
STRONG 1969: 36,5%; BEAHRS und BARBER 1962: 26,5%; eigene Serie 18,5%),
auch wenn der Primärtumor unter Kontrolle ist, erneut Metastasen
(NR$_x$) im Operationsfeld wachsen können (Abb. 18 der Buntbildserie).

Die häufigste Ursache für dieses Phänomen sind Residuallymphknoten,
die bereits zum Zeitpunkt der Operation metastatisch befallen gewe-

sen sein müssen und entweder belassen, nicht erkannt oder nicht in die klassischen Operationsgrenzen einbezogen wurden. FISCH (1966) wies anhand lymphographischer Untersuchungen zuerst darauf hin, daß im Gegensatz zur Vermutung von MARTIN (1957) der "vergessene Winkel" bei der Neck dissection nicht supraklavikulär, sondern viel häufiger schädelbasisnahe an der kranialen Resektionsgrenze im Bereich der hochzervikalen Knoten liegt. Eigene retrospektive Erhebungen bestätigen das. (Relation hoch zervikal: supraklavikulär = 3:2). Besonders in der Regio stylo-mastoidea werden die Erfordernisse der Radikalität offenbar nicht konsequent beachtet (Abb. 19 des Buntbildanhangs).

Definitionsgemäß entwickeln sich Residualmetastasen im voroperierten bzw. vorbestrahlten Feld, Rezidivmetastasen dagegen retrograd und/oder kontralateral außerhalb des Feldes der als kurativ intendierten Behandlung. Bei Residualmetastasen kann , bei Rezidivmetastasen muß ein karzinomatöser Streuherd nach kurativer Intervention fortbestehen oder sich neu bilden (z.B. Zweitkarzinom). Kontralateral oder nuchal lokalisierte Rezidivmetastasen fanden wir nach vorausgegangener Neck dissection in 8% der Fälle, in der Serie der Mayo-Clinic (BEAHRS und BARBER 1962) waren es im Vergleich 28,1%.

Lymphatische Blockaden durch Operation, Metastasenbefall oder chronische Entzündungen und irreguläre, weil sekundär gebildete Kollateralzirkulationen sind dafür verantwortlich, wenn durch stauungsbedingte intralymphatische Druckerhöhung der Klappenapparat der Gefäße insuffizient wird. So strömt die Lymphe retrograd entweder in ventraler Richtung, um submental Anschluß an den kontralateralen Lymphkreislauf der ersten Filterstation bzw. an die inkonstante anteriore zervikale Kette zu gewinnen oder in das dermale Lymphgefäßnetz. Die submental gerichtete Strömung ist durch die submandibuläre Schnittführung wesentlich mitbedingt, welche den orthograden Lymphabfluß nachweislich über Monate behindert. Seit die Möglichkeit der retrograden Tumor-Disseminierung im lymphatischen System tierexperimentell durch ZEIDMAN (1959) nachgewiesen ist, werden auch kontralaterale Metastasen nicht median oder paramedian lokalisierter Primärtumoren erklärlich. Bei Blockade der submentalen Umleitung dringt die gestaute Lymphe in das klappenlose Lymphkapillarnetz der Haut ein. Über diesen By pass kann das narbig oder tumorös blockierte Gebiet schneller überbrückt werden.

Diese Variante leitet über zur

3. Lymphangiosis blastomatosa

In der Untersuchungsreihe trat die Lymphangiosis blastomatosa nach
Neck dissection in 3,5% der Fälle auf. Normalerweise sind die Lymphgefäße nur Transportwege zu den Lymphknotenfiltern. Unter Blockade-
bedingungen können aber abgeschwemmte Tumorzellen in den Lymphgefäßen
haften bleiben und unter den veränderten Biokonditonen auch angehen
(Abb. 20 des Buntbildanhangs). Begünstigend mögen dabei die atypisch
verlangsamten Strömungsbedingungen wirken. Die Metastasierung breitet
sich vom betreffenden Primärherd exzentrisch innerhalb der Lymphkapillaren, Gewebsspalten und Lymphscheiden der Nerven aus (LENNERT
1963) und führt zur charakteristischen miliaren Hautkarzinose. Da sich
nur besonders aggressive Tumoren so schnell im Lymphstrom der Haut
ausbreiten können, ist die Prognose stets außerordentlich ernst
(BAUER 1963).

Histologische Untersuchungen zur dermalen Karzinose werfen die Frage
der organoiden Regeneration von Lymphknoten auf. In der Umgebung er-
weiterter subkutaner Lymphgefäße kommen Ansammlungen lympho-retikulärer
Gewebsanteile, von ROUVIERE (1932) als "nodules intercalaires" bezeichnet, im Nebenschluß der gestauten Gefäße vor. Diese ließen vermuten, daß sie zu Keimzentren einer organoiden regenerativen Lymphkno-
tenneubildung werden könnten. Tatsächlich bestätigte sich diese Vermutung bei Versuchen mit jungen Kaninchen (FURUTA 1947, SIGEL und
FISCH 1964/65). Danach ist die Möglichkeit einer Regeneration von
Lymphknoten auch beim Menschen nicht auszuschließen, obwohl nach
BECKER (1963) bisher kein Beweis dafür erbracht wurde.

Dagegen steht nach lymphographischen und szintigraphischen Untersuchungen (FISCH 1966, SCHWAB und Mitarbeiter 1965) eindeutig fest, daß
12 bis 15 Monate nach der Neck dissection ausreichend Lymphgefäßrege-
nerate und kollaterale Kompensationszirkulationen ausgebildet sind,
um der Drainage gerecht zu werden. Nach in vivo-Untersuchungen von
MALEK und Mitarbeitern (1965) kann davon ausgegangen werden, daß
einer Initialphase kollateraler Zirkulationen eine zweite Phase des
"overbridging" mit neu entstandenen Lymphbahnen und lympho-venösen
Shunts folgt und das Auftreten exzessiver postoperativer Ödeme ver-
hindert.

4. Spätmetastasierung

Das Phänomen der Spätmetastasierung ist dem des Spätrezidivs nahe ver-
wandt und hat - obwohl in weniger als 1% aller Malignomfälle evident -
krebstheoretisch große Bedeutung. Unter "Spätmetastasen" versteht man
das Auftreten metastatischer Tumorabsiedlungen viele Jahre nach der
Eliminierung des Primärtumors. SCHMIDT (1954) hat als Voraussetzung
für die Anerkennung von Spätmetastasen folgende Kriterien aufgestellt:

Nach der radikalen Entfernung des Primärtumors muß ein tumorfreies
Intervall von mindestens 5 Jahren verstrichen sein; die Metastase muß
morphologisch ein Spiegelbild des ehemaligen Primärtumors sein, und
ein Zweittumor ist mit allen Mitteln auszuschließen (Abb. 21 des Buntbildanhangs). Nach diesen Kriterien betrug die Frequenz der Spätmetastasen im eigenen Krankengut 0,65%.

Das zeitliche Intervall wird in der Literatur oft willkürlich verän-
dert, so daß Unterschiede in der Frequenzbeurteilung von Spätmetastasen erklärlich werden.

Warum "latente" Krebszellen gelegentlich wieder zu wachsen beginnen
ist ungeklärt. Hypothetische Überlegungen können davon ausgehen, daß
Krebszellnester jahrelang unbemerkt im Organismus bleiben, vorausge-
setzt, Vermehrungs- und Absterberate verhalten sich gleichgewichtig.
Sicher spielen dabei Milieubedingungen und Abwehrfunktionen des Organismus eine genauso entscheidende Rolle wie die Vermehrungspotenz der
Krebszellen selbst.

HADFIELD (1954) unterlegt seiner Theorie der "dormant cancer cells"
einen Zelltyp mit teilweise oder komplett ruhender mitotischer Potenz
bei partiell erhaltener metabolischer Aktivität. Dieser schlafähnliche
Zustand ist der Situation von Zellen unter Niedrigtemperaturen ver-
gleichbar, die ihre vitalen Aktivitäten mit Steigerung der Temperatu-
ren wiedergewinnen. Ähnliche Beispiele sind von Tieren im Winter-
schlaf und Bakterien unter hypoxischen Milieubedingungen bekannt. Nach
Experimenten der Gebrüder FISHER (1959) darf angenommen werden, daß
bestimmte Streßphänomene die mitotische Aktivität der "schlafenden
Zelle" anregen. Fraglich bleibt, ob die Ergebnisse der Tierversuche
auf den Menschen ohne weiteres transponierbar sind.

Der Theorie der "dormant cancer cells" haben COLLINS und Mitarbeiter
(1956) die Hypothese charakteristischer Wachstumsraten eines jeden
Tumorindividuums entgegengesetzt. Danach würde ein Tumor mit einer
Verdoppelungszeit von 60 Tagen etwa 5 Jahre benötigen, um von einer
Stammzelle zu einem Knoten mit 1 cm Durchmesser heranzuwachsen. Moderne Untersuchungsmethoden haben aber berechtigte Zweifel an dieser
mechanistischen Vorstellung der Verdoppelungszeiten und Proliferati-
onsraten aufkommen lassen. Weder ist es wahrscheinlich, daß das Metastasenwachstum von nur einer Zelle ausgeht (verg. dazu Teil I) noch
nehmen nach den Gesetzen der Proliferationskinetik jeweils alle Zellen
an der Vermehrung teil. Der Tumor und seine Metastasen wachsen keineswegs gleichmäßig durch ständige Zellverdopplungen, sondern Phasen
deutlicher Wachstumsschübe wechseln mit Perioden der Stagnation. Ganz
abgesehen davon, variieren durch Zellvermehrung einerseits und Zell-
untergang andererseits die Quantitäten ständig. Von erheblicher Bedeutung sind die Zellverluste, die dafür sorgen, daß trotz starker Proli-
ferationstendenz der Zellpopulation die Tumormasse dennoch nur lang-
sam zunimmt (RIECHE 1976).

Gleichmäßiges exponentielles Wachstum gibt es nicht einmal im Experi-
ment. Hinzu kommen die in Qualität und Quantität inhomogenen Reaktionen des Wirtsorganismus, welche die biologische Individualität eines
jeden Tumors prägen (MÜLLER und BRAUN 1976). Auch der Primärtumor und
seine Metastasen differieren in ihrem klinischen Verhalten nicht selten gerade durch ihre unterschiedlichen Wachstumsgeschwindigkeiten
(Volumenzunahmen). Daher ist anzunehmen, daß das Metastasenwachstum
offenbar anderen biochemischen, immunologischen und Milieufaktoren
unterworfen ist als der Primärtumor. Diese Faktoren sind im einzelnen
nicht ausreichend wertbar, um über hypothetische Annahmen hinaus
Beweiskraft zu besitzen. So interessant die Theorien zur Spätmetastasierung in Einzelaspekten auch sein mögen, eine eindeutige Erklärung für das Phänomen geben sie nicht.

5. Halsmetastasen unbekannten Ursprungs - das "branchiogene
   Karzinom"

Vergrößerte Lymphknoten können gelegentlich den ersten Hinweis auf
einen bisher okkulten Tumor in Kopf- und Halsbereich geben. Trotz
sorgfältigster Fahndung unter Einsatz modernster Mittel wie der

Computer-Tomographie gelingt es manchmal nicht, einen Primärtumor im
tributären Bereich aufzuspüren. Am häufigsten sind die Knoten der
Kreuzung und die Lnn. jugulares craniales betroffen (43,6% nach PEREZ
und Mitarbeitern 1972) (Abb. 22).

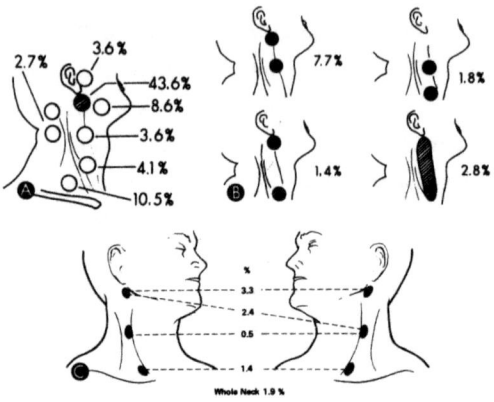

Abbildung 22: Metastatischer Lymphknotenbefall in der
zervikalen Region bei unbekanntem Primärtumor nach PEREZ (1972)

A   prozentuale Verteilung der befallenen
Knotengruppen,

B   die häufigsten Kombinationen befallener
Knotengruppen bei multitoper Lymphknoten-
beteiligung,

C   Kombinationen des Lymphknotenbefalls bei
bilateraler Manifestation.

Verläuft die Suche nach dem Primärtumor ergebnislos, wird häufig
Zuflucht zur Diagnose "branchiogenes Karzinom" genommen. Die Vorstel-
lungen vom branchiogenen Karzinom basieren auf einer Hypothese von
VOLKMANN (1882) und auf der Keimversprengungstheorie von COHNHEIM
(1882). Damit schien eine Erklärung der etwa 8 bis 10% Halstumoren
(PEREZ und Mitarbeiter 1972) möglich, bei denen die Suche nach dem
Primärtumor erfolglos blieb (Abb. 23 des Buntbildanhangs).
Versprengte branchiogene Keime sind noch nie nachgewiesen worden.
Dieser Einwand von HAMPERL (1939) gilt unseres Wissens auch heute
noch. Die verfeinerte Diagnostik deckte viele sogenannte branchiogene

Karzinome als Metastasen von Tumoren der tributären Gebiete auf. Es liegt daher kein aller Kritik standhaltener Grund vor, an der Diagnose "branchiogenes Karzinom" festzuhalten. Sie behindert nur die erforderliche Akribie bei der Suche nach dem Primärtumor und verbaut jede weitere Erkenntnis durch eine Erklärung, die keine ist.

An der Möglichkeit einer Entwicklung von Karzinomen aus lateralen branchiogenen Halszysten ist hingegen kaum zu zweifeln, obwohl es sich um Raritäten handelt. Branchiogen ist dabei aber nur die Zyste – nicht das Karzinom, daher ist die Bezeichnung "Karzinom branchiogener Zysten" treffender.

Die metastatischen Lymphknotenaffektionen bei unbekanntem Primärtumor werden mit überraschend hohen Erfolgen überwiegend chirurgisch durch Neck dissection behandelt. So berichtet PEREZ (1972) von 3 Jahres-Überlebensraten von 53% bei insgesamt 210 Patienten ! Daraus muß gefolgert werden, daß eine aggressive Therapie absolut indiziert ist. Werden die Primärtumoren danach nicht innerhalb von 2 bis 3 Jahren aufgespürt, bleiben sie meistens für immer unentdeckt. Die sekundäre Fahndung ergab bei den Fällen des M.D. Anderson Hospitals (Mac COMB 1972) einen bevorzugten Sitz im Sinus piriformis, gefolgt von Zungengrund und Oesophagus. Die Fahndung nach Karzinomen des Nasopharyngs ist fast immer primär erfolgreich.

Abschließend sei noch auf die Bedeutung der supraklavikulären Lymphknoten hingewiesen, die meist von den thorakalen Lymphkollektoren orthograd durchströmt werden. Isolierter Metastasenbefall dieser Knoten kann daher Initialsymptom einer okkulten Krebserkrankung abdomineller Organe sein (Abb. 24).

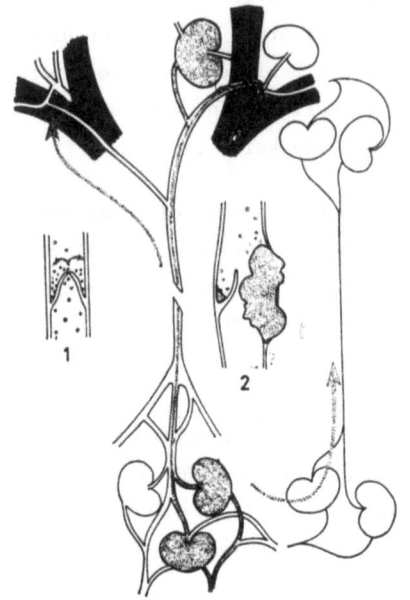

Abbildung 24:

Schematische Darstellung der
Möglichkeit orthograder Metastasierung von abdominalen
Organtumoren zur supraklavikulären Lymphknotengruppe.

6. Zusammenfassung und Schlußfolgerungen

Der Therapeut kann davon ausgehen, daß die lymphogene Metastasierung
der Tumoren der Kiefer- und Gesichtsregion in über 90% unter "Normal-
bedingungen erfolgt.

Mit einem "irregulären" Metastasierungsmodus ist etwa in 2 bis 3% der
Karzinomfälle zu rechnen. Das trifft besonders nach Neck dissection
zu oder bei vorbestrahlten Fällen, wenn die Metastasierung kontralateral oder retrograd erfolgt. Die nachgehende Tumorfürsorge hat
diesen Gegebenheiten speziell Rechnung zu tragen. Die Möglichkeit
einer "Spätmetastasierung" erfordert jahrelange Kontrollen der regionären Lymphgebiete auch nach erfolgreicher Bekämpfung des Primärtumors.

Die Diagnose "Karzinom branchiogener Zysten" setzt die Ausschöpfung
aller diagnostischen Möglichkeiten voraus, um einen Tumor des tributären Gebiets auszuschließen. Isolierter Befall der supraklavikulären
Lymphknoten bei unbekanntem Primärtumor muß den Verdacht auf ein
okkultes Karzinom im abdominellen Raum lenken.

Die Prognose aller als "irregulär" erkannten Metastasierungstypen ist sehr ernst, die "Minimal-Survival Rate" in unserem Krankengut beträgt nach 5 Jahren weniger als 10%.

III. LITERATURVERZEICHNIS

AMMON, J.; K. zum WINKEL;
M. GIESEN; W. SCHWAB;
G. PALME:

Klinische Ergebnisse der synchronisier-
ten Strahlentherapie unter Berücksichtigung ihrer theoretischen und experimentellen Basis

Z. Laryng. Rhinol. 52, 825 (1973)

ANDRÄ, A.:

Zur Frage der Metastasierung bösartiger
Tumoren der Mundhöhle

Dtsch.zahnärztl.Z. 20, 1196 (1965)

BARKLEY, H.T.; H.G. FLETCHER;
R.H. JESSE; R.D. LINDBERG:

Management of cervical lymph node and
metastases in squamous cell carcinomas
of the tonsillar fossa, base of tongue,
supraglottig larynx and hypopharynx

Amer. J. Surg. 124, 462 (1972

BAUER, K.H.:

Das Krebsproblem

II. Aufl. Springer, Berlin 1963

BEAHRS, O.H.; K.W. BARBER:

The value of radical neck dissection in
the management of carcinomas of the lip
mouth and larynx

Arch. Surg. 85, 65 (1962)

BECKER, W.:

Die Klinik der Lymphknotenerkrankungen
des Halses

Arch. Ohr.-, Nas.-, Kehlkopfheilk.
182, 125 (1963)

BOCCA, E.; O. PIGNATARO:

A conservation technique in radikal
neck dissection

Ann. Otol. Rhinol. Laryngol. 76, 975
(1967)

CACHIN, Y.; R. GERARD-MARCHAND;
R. FLANANT; P. LAZAR;
J. LACOUR; J. RICHARD:

Preferential metastatic invasion of the
sub-digastric lymph node group

In: RÜTTIMANN, A.: Progress in lympho-
logy, pp. 287
Thieme, Stuttgart 1967

CARTER, S.K.:   The current status of clinical immuno-
                                 therapy as viewed at the 1976 AACR-ASCO
                                 meeting

                                 Cancer Immunol. Immunother. 1, 275 (1976)

COHNHEIM, J.:   Vorlesungen über allgemeine Pathologie

                                 Berlin 1882

COLLINS, V.P.;   Observations on growth rates of human
R.K. LOEFFLER; H. TIVEY: tumors

                                 Amer. J. Roentg. 76, 988 (1956)

COMAN, D.R.:   Cellular adhesiveness in relation to the
                                 invasiveness of cancer: electron micros-
                                 copy of liver perfused with a chelating
                                 agent

                                 Cancer Res. 14, 519 (1954)

CRILE, G.:   Excision of cancer of the head and neck

                                 J. Amer. med. Ass. 47, 1780 (1906)

CRILE, G. jr.:   The smaller the cancer the bigger the
                                 operation ?

                                 J. A. M. A. 199, 146 (1967)

DIETRICH, A.:   Metastase von hypernephroidem Carcinom
                                 unter akut bulbärparalytischen Erschei-
                                 nungen

                                 Med. Klin. 42, 325 (1947)

DiTROIA, J.F.:   Nodal metastases and prognosis in carci-
                                 noma of the oral cavity

                                 Otolaryngol. Clin. North Am. 5, 333 (1972)

DONAT, R.:   Die Reaktionen des lymphatischen Gewebes
                                 beim Krebs

                                 Z. Krebsforsch. 54, 301 (1944)

DÖSAK: Bericht des Deutsch-Österreichisch-
                                 Schweizerischen Arbeitskreises für Tumo-
                                 ren im Kiefer- und Gesichtsbereich

                                 Linz, 1977 (unveröffentlicht)

ENGELL, H.C.:   Cancer cells in the circulating blood
Acta chir. scand., Suppl. 201 (1955)

FERNHOLZ, H.J.   Lymphoszintigraphie im Kopf-Hals-Bereich
Fortschr. Röntgenstr. 106, 524 (1967)

FISCH, U.: Lymphographie nach Bestrahlung und nach chirurgischen Eingriffen am Hals
Arch. Ohr- usw. Heilk. 183, 382 (1964)

FISCH, U.: Lymphographische Untersuchungen über das zervikale Lymphsystem
Fortschr. Hals-Nas.-Ohr.heilk. 14, 1 (1966)

FISCH, U.: Lymphography of the cervical lymphatic system
Saunders, Philadelphia 1968

FISCH, U.P.; M.E. SIGEL: Cervical lymphatic system as visualized by lymphography
Ann.Otol.Rhinol.Laryng. 73, 869 (1964)

FISHER, B; E.R. FISHER: Experimental studies of factors influencing hepatic metastases
Cancer 12, 926 (1959)

FISHER, B.; E.R. FISHER: Barrier function of lymph node to tumor cells and erythrocytes
I Normal nodes
Cancer 20, 1907 (1967)

FISHER, B.; E.R. FISHER: Barrier funktion of lymph node to tumor cells and erythrocytes
II. Effect of X-ray, inflammation, sensitization and tumor growth
Cancer 20, 1914 (1967)

FISHER, B.; E.R. FISHER: Studies concerning the regional lympg node in cancer
II. Maintenance of immunity
Cancer 29, 1496 (1972)

FLEISCHMANN, E.; R. FRIES: Zur kombinierten chirurgischen und radio-
                              logischen Behandlung von Lymphknotenmeta-
                              stasen nach malignen Tumoren im Kiefer-
                              und Gesichtsbereich

                              Radiol. Austriaca 9, 136 (1961)

FLETCHER, H.G.:   Elective irradiation of subclinical
                              disease in cancers of the head and neck

                              Cancer 29, 1450 (1972)

FRIES, R.; H. GRABNER;   Mundhöhlenkarzinome-Grenzen und Möglich-
B. KRÄNZL; G. KREKELER;   keiten der klinisch therapeutischen
O. KRIENS; J. LEIJHANEC;   Krebsforschung
H. MEHNERT; H. PLATZ;
F. SCHARF; K. SCHROLL;   Fortschr. Kiefer- u. Gesichtschir. Bd. 21
P. SCHULZ; E. WALDHART;   Thime, Stuttgart 1976 pp. 180
F. WEPNER; G. ZISSER:

FURUTA, W.J.:   An experimental study of lymphnode
                              regeneration in rabbits

                              Amer. Anat. 80, 437 (1947)

GASTPAR, H.:   Halslymphknotenschwellungen

                              Münch. med. Wschr. 116, 447 (1974)

GILBERT, E.H.; D.R. GOFFINET; Carcinoma of the oral tongue and floor
M.A. BAGSHAW: of mouth: fifteen years experience with
                              linear acceleration therapy

                              Cancer 35, 1517 (1975)

GRIFFITHS, C.O.:   Radikal neck dissection. Should it be
                              performed with excision of the primary
                              tumor in the presence of clinically un-
                              involved regional lymph nodes ? Effects
                              of regional lymphadenectomy on immunity
                              of stimulated new growths in man

                              Amer. J. Surg. 116, 559 (1968)

GRIMM, G.:   Gegenwärtiger Stand der chirurgischen
                              Therapie des Mundhöhlenkarzinoms

                              Zahn-,Mund-u.Kieferheilk. 64, 668 (1976)

HADFIELD, G.:   The dormant cancer cell

                              Brit. med. J. 2,1, 606 (1954)

- 48 -

HAMPERL, H.:   Über die "branchiogenen" Tumoren

                                Virchows Arch. path. Anat. <u>304</u>, 34 (1939)

HARROLD, C.C.:   The case against unlimitid prophylactic
                                neck dissection

                                In: CONLEY: Cancer of the head and neck,
                                186, Butterworths, Washington 1967

HEIDENHAIN, L.:   Über die Ursachen der localen Krebsreci-
                                dive nach Amputatio mammae.

                                Langenbecks Arch. Klin. Chir. <u>39</u>,97(1889)

HERBEUVAL, R.; H. HERBEUVAL;   Recherche des cellules cancereuses dans
G. CUNY; J. DUHILLE: le sang et les liquides d'exudates, par
                                la leucoconcentration

                                Presse med. <u>69</u>, 149 (1961)

HUG, O.:   Zytologische Aspekte der Strahlentherapie

                                Radiologica Austriaca <u>15</u>, 147 (1964)

JESSE, R.H.;, G.H. FLETCHER: Treatment of the neck in patients with
                                squamous cell carcinoma of the head and
                                neck

                                Cancer <u>39</u>, 868 (1977)

KETT, K.; L. LUKÁCS: Beitrag zum Mechanismus der lymphogenen
                                Weiterverbreitung des Mammacarcinoms

                                Chirurg 44, 239 (1973)

KLEY, W.:   Der Einfluß der Telekobaltbestrahlung
                                auf das regionäre Lymphsystem bei malig-
                                nen Tumoren im Rachen- und Kehlkopfbe-
                                reich

                                Arch. Ohr.-,Nas.-u.Kehlkopfheilk. <u>182</u>,
                                392 (1963)

KOCH, H.:   Karzinome der Mundhöhle

                                Analysen zur Klinik, Therapie und Progno-
                                se mit Hilfe der Elektronischen Daten-
                                verarbeitung

                                Forsch.-Berichte d. Landes NRW Nr. 2421
                                Westdeutscher Verlag, Opladen 1974

KOCH, H.:

Halslymphknotenmetastasen beim Mundhöhlenkarzinom, chirurgische Behandlung
und prognostische Bedeutung

Therapiewoche 25, 6580 (1975)

KOCH, H.:

Irregular cervical dissemination of
tumors of the maxillo-facial region

J. max.-fac. Surg. 5, 159 (1977)

KÖLLING, H.L.:

Gegenwärtiger Stand der radiologischen
Therapie des Mundhöhlenkarzinoms

Zahn-,Mund-u.Kieferheilk.64,691 (1976)

KREMEN, A.J.:

The case for elective (prophylactic)
neck dissection

In: CONLEY: Cancer of the head and neck,
183, Butterworths, Washington 1967

KÜTTNER, H.:

Über die Lymphgefässe und Lymphdrüsen
der Zunge mit Beziehung auf die Verbrei-
tung des Zungencarcinoms

Bruns'Beitr.klin.Chir. 21, 732 (1898)

LENNERT, K.:

Lymphknoten. Diagnostik in Schnitt und
Ausstrich

Handb.d.spez.pathol.Anat.u.Histol.
(HENKE, LUBARSCH, ROESSLE u. UEHLINGER)
Bd 1,3 Springer,Berl--Göttingen-Heidelb.
1961

LENNERT, K.:

Pathologie der Halslymphknoten

Arch.Ohr.-,Nas.-Kehlkopfheilk. 182, 1
(1963)

LINDBERG, R.:

Distribution of cervical lymph node metastases from squamous cell carcinoma of
the upper respiratory and digestive
tracts

Cancer 29, 1446 (1972)

LINDBERG, R.D.; R.H. JESSE;
G.H. FLETCHER:

Radiotherapy - before or after surgery ?

In: Neoplasia of head and neck
Chicago, Yearbook Med. Publishers 1974
pp. 47

LUDWIG, J.:   Die Lymphgefäßverbindungen zwischen Duc-
tus thoracicus und supraclaviculären
Lymphknoten und ihre Bedeutung für die
Krebsmetastasierung

Frankf. Z. Pathol. 71, 436 (1961)

LUDWIG, J.:   Über Kurzschlußwege der Lymphbahnen und
ihre Beziehung zur lymphogenen Krebsmetastasierung

Pathol. Microbiol. 25, 329 (1962)

MacCOMB, W.S.:   Diagnosis and treatment of metastatic
cervical cancerous nodes from an unknown
primary site

Amer. J. Surg. 124, 441 (1972)

MÁLEK, P.; A. BELÁN;   In vivo evidence of lympho-venous communi-
J. KOLC: cations in the popliteal region

Acta Radiol. 3, 344 (1965)

MALMGREN, R.A.:   Studies of circulating cancer cells in
cancer patients

In: DENOIX, P.: Mechanisms of invasion in
cancer, pp. 108
Springer, Berl.-Heidelb.-New York 1967

MARTIN, H.:   Surgery on the head and neck tumours

Hoeber-Harper, New York 1957

MEYER, H.W.; A. HORWITZ;   On avoiding the dissemination of cancer
J.W. HARD: cells into the blood stream

Surg. Gynec. Obstetr. 118, 1073 (1964)

MOORE, O.S.:   Bilateral neck dissections

In: CONLEY, J.: Cancer of the head and
neck pp. 176
Washington, Butterworth 1967

MOORE, O.S.:   Bilateral neck dissection

Surg.Clin.N.Amer. 49,2; 277 (1969)

MOORE, C.; F. MULLINS;   Preoperative irradiation in cancer of the
R.M. SCOTT: head and neck

Amer J. Surg. 124, 555 (1972)

MÜLLER, A.; L. BRAUN: Zum unterschiedlichen biologischen Verhalten von Karzinomen der Mundschleim-
haut

Zahn-,Mund-u.Kieferheilk. 64, 706 (1976)

NAUMANN, H.H.:   Die Lymphknoten-Metastasen beim Krebs
der Mundhöhle und der oberen Luftwege

Dtsch. med. Wschr. 82, 1263 (1957)

NORTHROP, M.; G.H.FLETCHER; Evolution of neck disease in patients
R.H. JESSE; R.D. LINDBERG: with primary squamous cell carcinoma of
the oral tongue, floor of the mouth, and
palatine arch, and clinically positive
neck nodes neither fixed nor bilateral

Cancer 29, 23 (1972)

NOVACK, A.J.:   Incidence and significance of metastases
to the lymph nodes in unilateral neck
dissections

In: CONLEY,J.: Cancer of the head and
neck
Butterworth, Washington 1967

PEREZ, C.A.; R.H. JESSE;,   Metastatic carcinoma in cervical lymph
G.H. FLETCHER: nodes: unknown primary site

In: Neoplasia of head and neck
Chicago, Yearbook Med. Publishers 1974
pp. 289

PFEIFLE, K.; H. KOCH: Schmerzsyndrome als Spätfolge nach
Neck dissection

Dtsch. zahnärztl. Z. 28, 968 (1973)

POLICARD, A.:   Physiologie et patholoie du systeme
lymphoide

Masson, Paris 1963

RAPIDIS, A.D.; J.D. LANGDON; STNMP: a new system for the clinico-pa-
M.D. PATEL, P.T. HARVEY: thological classification and identifi-
cation of intraoral carcinomata

Cancer 39, 204 (1977)

REED, G.F.; D.D. RABUZZI: Neck dissection
                            Otol. Clin. N. Amer. 2, 547 (1969)

REHRMANN, A.:   Unterkieferresektion und Lymphknoten-
                            ausräumung
                            Dtsch. zahnärztl. Z. 6, 1173 (1951)

REHRMANN, A.; H. SCHEUNEMANN: Grundsätze und Ergebnisse der chirurgi-
                               schen Behandlung von Mundhöhlentumoren
                               Sonderbd. Strahlenther. 68, pp 33
                               Urban u. Schwarzenberg, München-Berlin-
                               Wien 1969

RIECHE, K.:   Grundlagen der modernen Chemotherapie
                            maligner Tumoren
                            Zahn-, Mund- u. Kieferheilk. 64, 700
                            (1976)

ROBERTS, S.; O. JONASSON;   Relation ship of cancer cells in circula-
L. LONG; E.A. McGREW;   ting blood to operation
R. McGRATH; W.H. COLE: Cancer, 15, 231 (1962)

ROUVIERE, H.:   Anatomie des lymphatiques de l'homme
                            Masson & Cie, Paris 1932

ROUVIERE, H.G.; M. VALETTE: Physiologie du system lymphatic
                             Masson, Paris 1937

SAKO, K.:   Fallibility of palpation in the diagnosis
                            of metastases to cervical nodes
                            Surg. Gynec. Obstet. 118, 989 (1964)

SCHMÄL, D.:   Entstehung, Wachstum und Chemotherapie
                            maligner Tumoren
                            II. Auflg., Arzneimittelforschung
                            21. Beiheft
                            Editio Cantor KG., Aulendorf/Wttbg. (1970)

SCHMIDT, G.:   Über einige Fälle von Spätmetastasen und
                            Spätrezidiven
                            Z Krebsforsch. 60, 210 (1954)

SCHWAB, W.; K.E. SCHEER;   Szintigraphie des zervikalen Lymphsystems
K. zum WINKEL: nach radikaler Halslymphdrüsenausräumung

                                Zschr. Laryng. <u>44</u>, 326 (1965)

SCHWARZE, E.-W.; K. LENNERT: Zur Chirurgie der Lymphknoten aus der
                                Sicht des Pathologen

                                Chirurg <u>44</u>, 145 (1973)

SHEAR, M.; D.M. HAWKINS;   The prediction of lymph node metastases
H.W. FARR: from oral squamous carcinoma

                                Cancer <u>37</u>, 1901 (1976)

SHIRAKAWA, S.; J.K. LUCE;   Cell proliferation in human melanoma
I. TANNOCK; E. FREI:
                                J. clin. Invest. <u>49</u>, 1188 (1970)

SIGEL, M.; U. FISCH: Experimentelle Untersuchungen über das
                                zervikale Lymphsystem nach chirurgi-
                                schen Eingriffen am Hals

                                Med. Hyg. <u>22</u>, 818 (1964)

SIGEL, M.E.; U. FISCH: Lymphographic study on the effect of
                                surgery on cervical lymph flow

                                Pract.oto-rhino-laryng. <u>27</u>, 1 (1965)

SIMON, H.:   Regionäre Halslymphknoten und Primärtu-
                                mor
                                1. Mitteilung: Der metastatische Hals-
                                lymphknotenbefall

                                Laryng. Rhinol. <u>54</u>, 997 (1975)

SIMON, H.:   Regionäre Halslymphknoten und Primär-
                                tumor
                                2. Mitteilung: Die reaktive Lymphknoten-
                                veränderung

                                Laryng. Rhinol. <u>54</u>, 1004 (1975)

SOUTHAM, C.M.; A. BRUNSCHWIG: Quantitative studies of autotransplan-
                                tation of human cancer

                                Cancer <u>14</u>, 971 (1961)

SPIESSL, B.:   Plattenepithelkarzinom der Mundhöhle
                                Grundlagen der Behandlung

                                Thieme, Stuttgart 1966

SPIESSL, B.; H. KOCH
in Zusammenarbeit mit dem
Deutsch-Österreichisch-
Schweizerischen Arbeitskreis
für Tumoren im Kiefer- und
Gesichtsbereich:

Eine klinische Untersuchung zur Wertbe-
stimmung der TNM-Klassifikation des
Mundhöhlenkarzinoms

Dtsch. zahnärztl. Z. _28_, 844 (1973)

STOCKER, T.A.M.:

The effect of cortisone therapy and limb
exercise on the retention of tumor cells
by the regional lymph node

Brit. J. Cancer _23_, 136 (1967)

STRÄULI, P.:

Erreichte und erstrebte Ziele der Meta-
stasenforschung

Oncologia _15_, 123 (1962)

STRONG, E.W.:

Preoperative radiation and radikal neck
dissection

Surg. Clin. N. Amer. _49_, 271 (1969)

TAILLENS, J.-P.:

Anatomical and clinical studies of the
cervical lymph node chains.

In: RÜTTIMANN, A.: Progress in Lympho-
logie, pp. 275
Thieme, Stuttgart 1967

TAILLENS, J.-P.:

Cervical adenopathies

Fortschr. Oto-Rhino-Laryng. _15_, 64 (1968)

VIETEN, H.:

Die Strahlenbehandlung des Mammakarzinoms

Dtsch.med.Wschr. _83_, 545 (1958)

VIRCHOW, R.:

Zur Diagnose und Prognose des Carcinoms

Virchow Arch. 111, 1 (1888)

VOLKMANN, R.:

Das tiefe branchiogene Halskarzinom

Zbl. Chir. _9_, 49 (1882)

WALLACE, A.C.;
N.K. HOLLENBERG:

The transplantability of tumours by
intravenous and intralymphatic routes.

Brit. J. Cancer _19_, 338 (1965)

WALTER, H.E.:   Krebsmetastasen

                                 Verl. Benno Schwabe u. Co., Basel, 1947

WESTBROOK, K.C.:   Evaluation of patients with head and
                                 neck cancer.

                                 In: Neoplasia of head and neck
                                 Chicago, Yearbook Med. Publishers, 1974
                                 pp. 39

WISE, R.A.; H.W. BAKER: Surgery of the head and neck
                                 Handbook of operative surgery

                                 Year Book Medical Publishers, Chicago
                                 1962

ZECHNER, G.:   Differentialdiagnose bei vergrößerten
                                 Halslymphknoten

                                 Mschr. Ohrenheilk. $\underline{96}$, 307 (1962)

ZECHNER, G.:   Histologische Untersuchungen an Lymph-
                                 knoten aus dem Abflußgebiet von Larynx-
                                 carcinomen

                                 Arch. Ohr.-,Nas.-Kehlkopfheilk. $\underline{182}$,
                                 378 (1963)

ZEIDMAN, I.:   Experimental study on the spread of
                                 cancer in the lymphatic system
                                 IV. Retrograde spread

                                 Cancer Res. $\underline{19}$, 1114 (1959)

ZEIDMAN, I.; J.M. BUSS: Experimental study on the spread of can-
                                 cer in the lymphatic system
                                 I. Effectiveness of the lymph node as a
                                 barrier to the passage of embolic tumour
                                 cells

                                 Cancer Res. $\underline{14}$, 403 (1954)

ZITA, G.:   Beitrag zur zervikalen Lymphoszintigraphie

                                 Fortschr. Röntgenstr. $\underline{107}$, 644 (1967)

Legenden zu den nachfolgenden Abbildungen[+]

Abb. 1: Patient M.A., 67 Jahre. Zustand nach Keilexzision aus der
Unterlippe (Narbe) wegen eines verhornenden Plattenepithelkarzinoms (T_1) alio loco. Nachkontrollen erfolgten
nicht. 2 Jahre später Metastasen (N_3). Tod an Tumorfolgen
3 Jahre nach Erstoperation

Abb. 5: Patient B.E., 49 Jahre. Alveolarfortsatzkarzinom des Un-
terkiefers poc (T_3) über 8 Monate verschleppt. Metastasierung in die 1. und 2. Filterstation über die "Schaltstation" der Kreuzungsknoten

Abb. 8: Patient S.H., 69 Jahre. Vor 3 Jahren alio loco Zungenteil-
resektion wegen verhornenden Plattenepithelkarzinoms
(prc). Jetzt Befall der nachgeschalteten Filterstationen
über die anteriore zervikale Kette unter Umgehung der
Kreuzungsknoten

Abb. 10: Patient S.F., 49 Jahre. Rarität eines verhornenden Plattenepithelkarzinoms des harten und weichen Gaumens bei
einem Lippen-Kiefer-Gaumenspaltenträger (T_3)

Abb. 11: derselbe Fall mit doppelseitiger Metastastasierung

Abb. 12: Patient F.G., 64 Jahre. Multiple fixierte Lymphknoten
(N_3) aller drei Filterstationen (oben). Fixierte Metastase am Bulbus caroticum (unten)

Abb. 13: derselbe Fall. Zustand nach Resektion des befallenen
Karotisanteils und autologem Gefäßersatz

[+] Der Konrad-Morgenroth-Förderergesellschaft, Münster, Vereinigung zur
Förderung der Zahnärztlichen Wissenschaft und Fortbildung danke ich
für die Beteiligung an den Kosten der Farbbilder.

Abb. 14:   Patient B.W., 48 Jahre. Unterlippenkarzinom (T_1) mit ausge-
            dehnter submentaler und submandibulärer Metastasierung

Abb. 15:   Patient F.H., 55 Jahre. Zustand 1 Jahr nach Neck dissection
            wegen metastasierenden Zungenkarzinoms. Ein schweres Schul-
            ter-Arm-Syndrom mit Zwangshaltung des Kopfes und Schulter-
            tiefstand rechts führte zur Berufsunfähigkeit

Abb. 16:   Patient H.G., 15 Jahre. Zustand 5 Jahre nach doppelseitig
            zweizeitiger Neck dissection wegen Morbus Hodgkin. Schwer-
            ste Haltungsschäden trotz gezielten Trainings

Abb. 17:   Patient B.W., 48 Jahre. Mehrfach alio loco voroperiertes
            und bestrahltes Karzinom der rechten Unterlippenseite. Die
            rechte Halsseite wurde postoperativ "prophylaktisch" be-
            strahlt. Zwei Jahre später manifestierten sich submentale
            und kontralaterale Metastasen submandibulär links

Abb. 18:   Patient B.H., 57 Jahre. "Residualmetastasen" im Operations-
            feld einer 1 Jahr zuvor alio loco vorgenommenen Neck dissec-
            tion

Abb. 19:   Patient M.A., 67 Jahre. "Residualmetastase" im "vergessenen
            Winkel" nach Neck dissection 1 Jahr zuvor. "Rezidivmetasta-
            sen" außerhalb der Grenzen der klassischen Neck dissection:
            nuchal und infraklavikulär

Abb. 20:   Pat. F.G., 63 Jahre. Lymphangiosis blastomatosa der Halshaut
            1 Jahr nach Neck dissection bei Tumorrezidiv an der Zunge

Abb. 21:   Pat. H.R., 77 Jahre. Rapide wachsende Metastase rechts sub-
            mandibulär 6 Jahre nach Exzision eines Unterlippenkarzinoms
            (Narbe). Rezidiv oder Zweitkarzinom sind ausgeschlossen -
            "Spätmetastase"

Abb. 23:   Pat. K.H., 67 Jahre. Zervikale Metastase eines nicht verhor-
            nenden Plattenepithelkarzinoms unbekannten Ursprungs
            ("Karzinom branchiogener Zyste" ?). Der Primärtumor war
            nicht zu identifizieren. Derzeit 10 Jahre tumorfrei

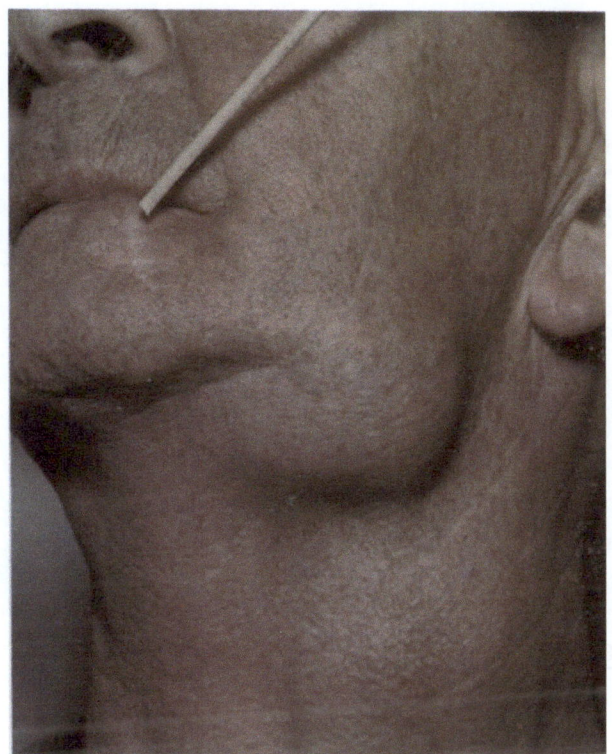

Abb. 1

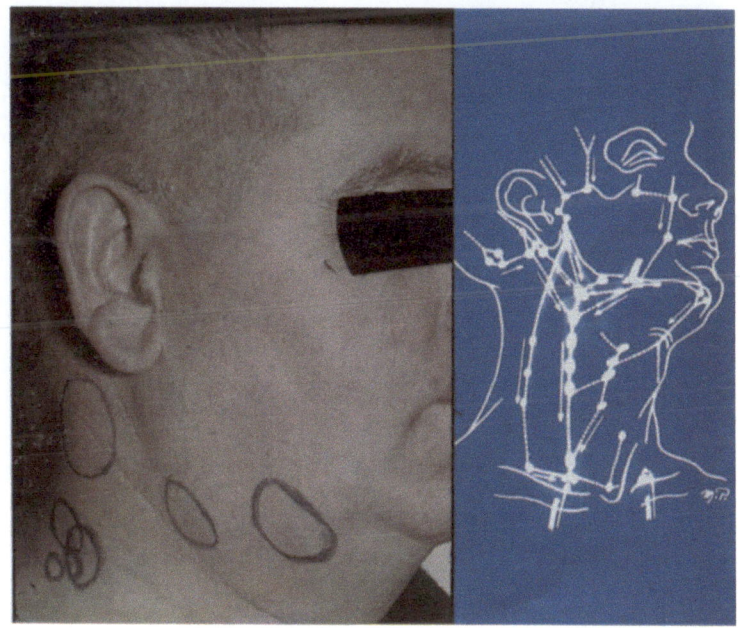

Abb. 5

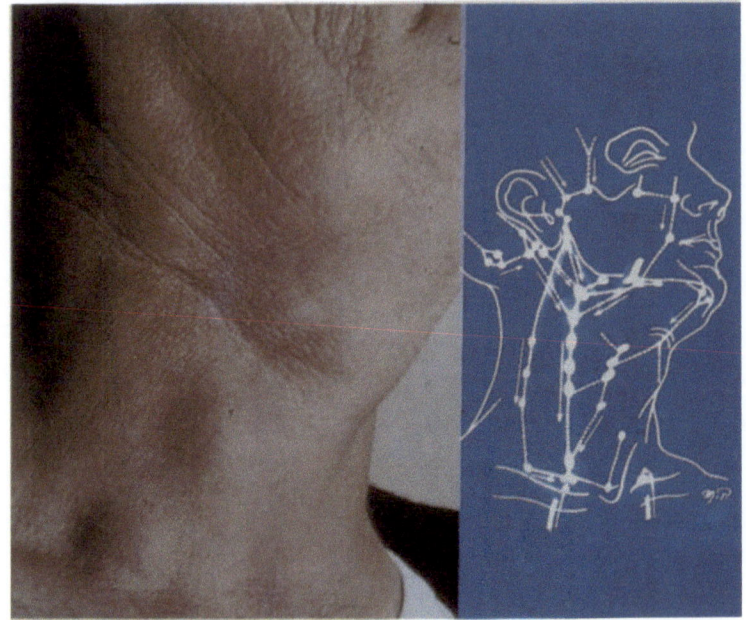

Abb. 8

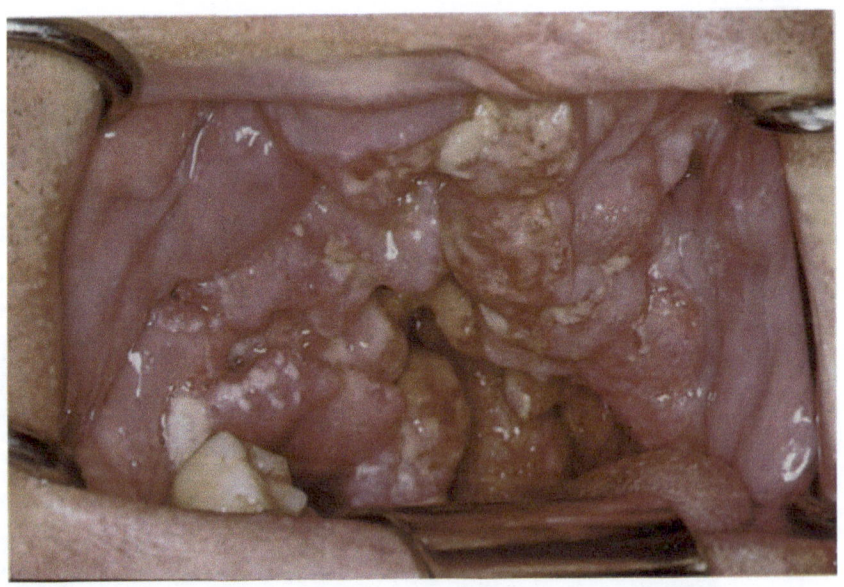

Abb. 10

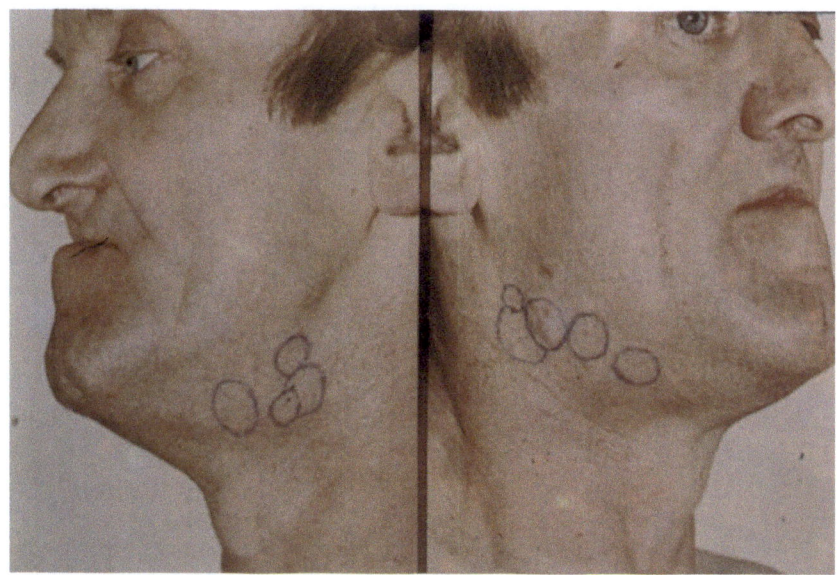

Abb. 11

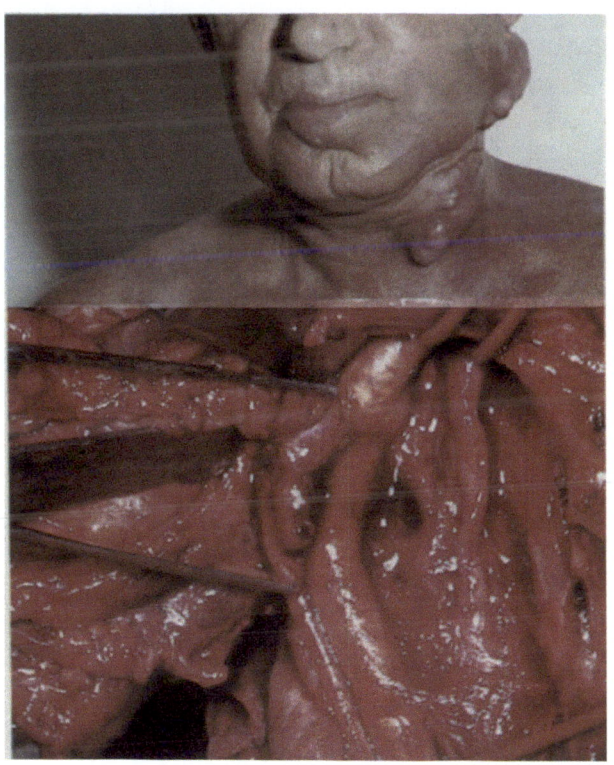

Abb. 12

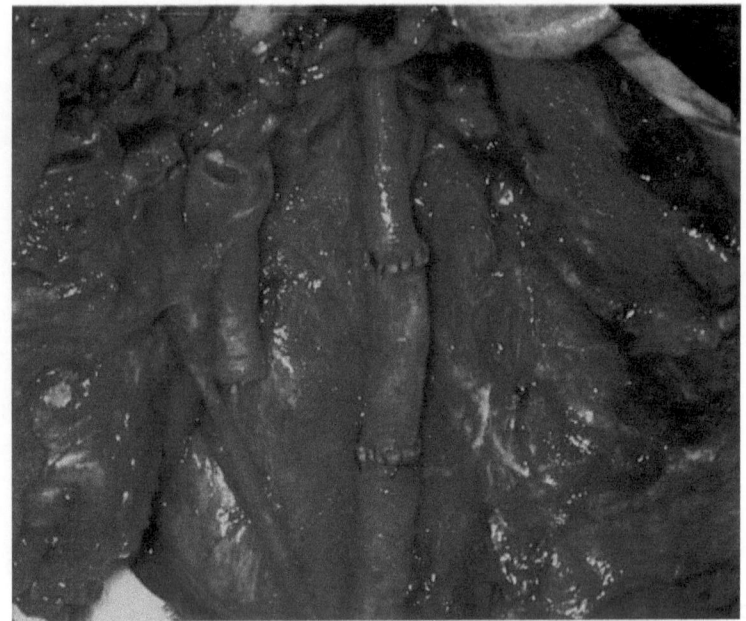

Abb. 13

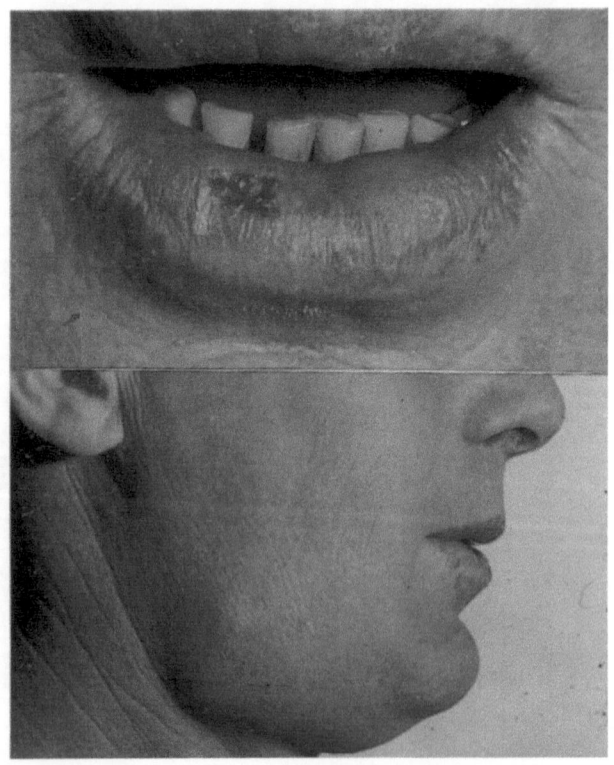

Abb. 14

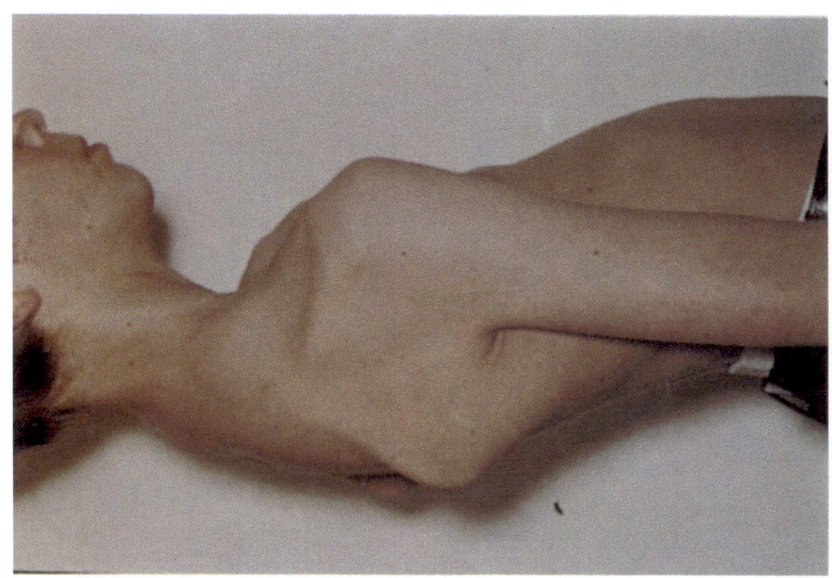

Abb. 16

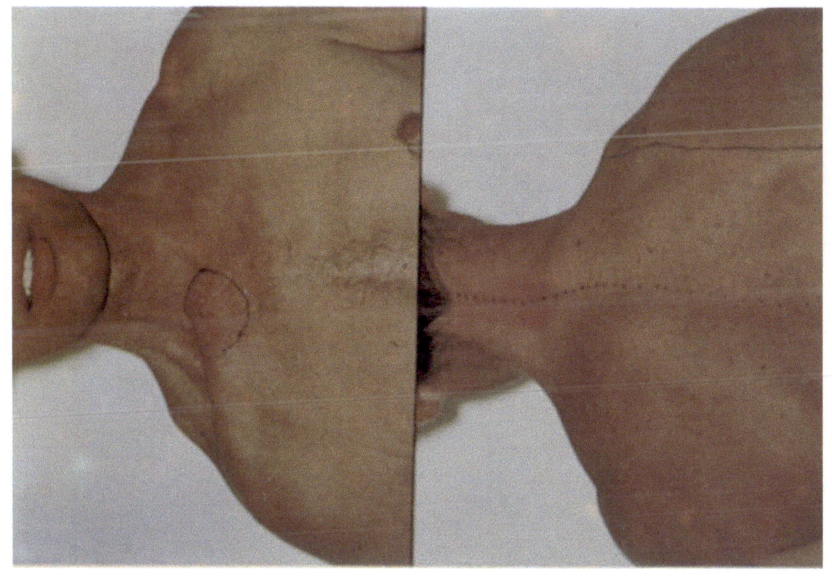

Abb. 15

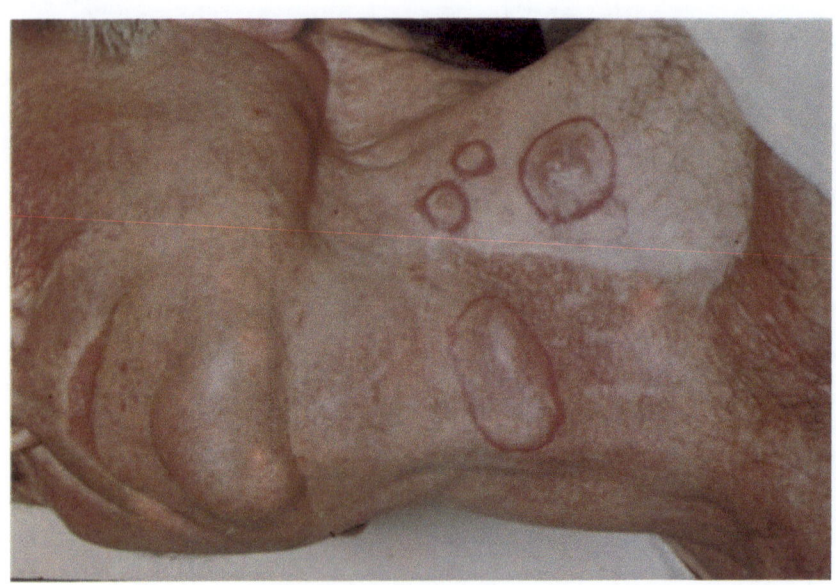

Abb. 18

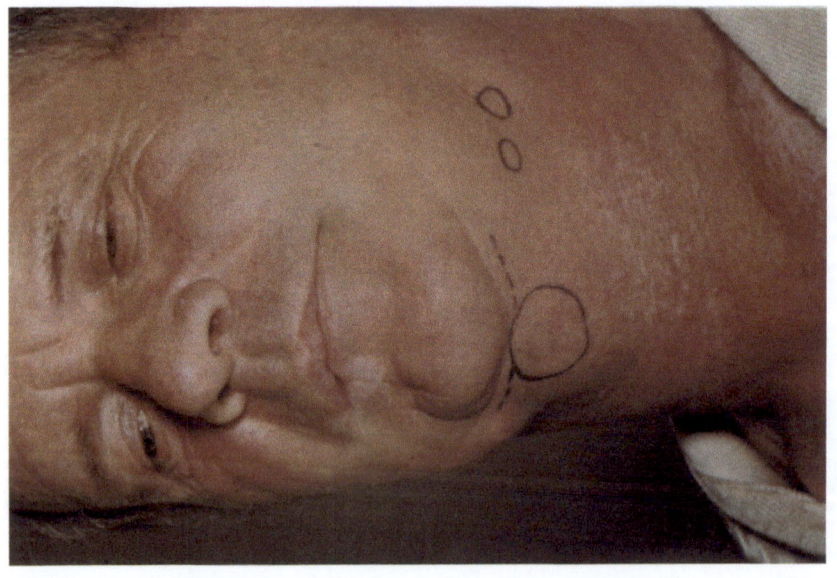

Abb. 17

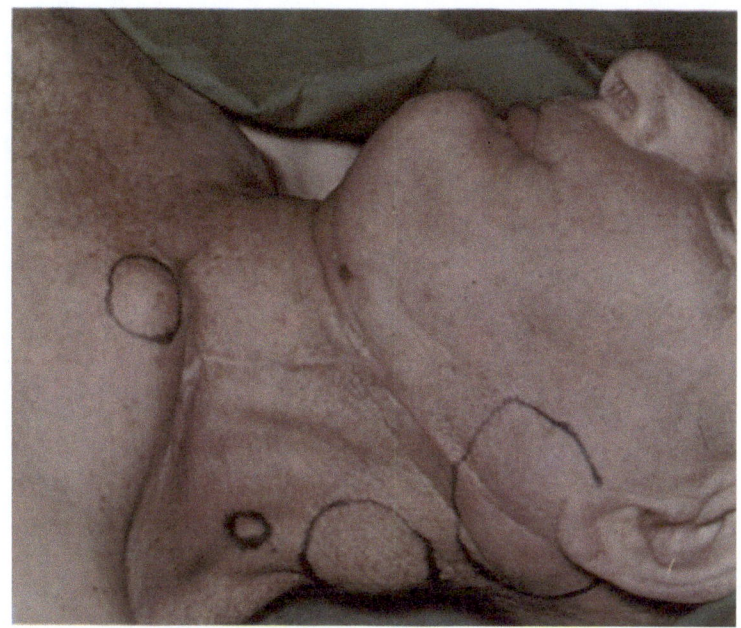

Abb. 19

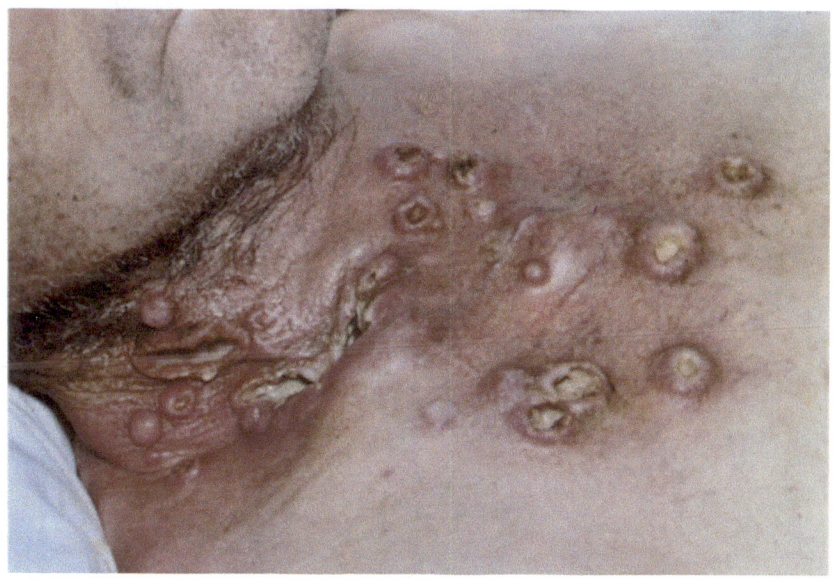

Abb. 20

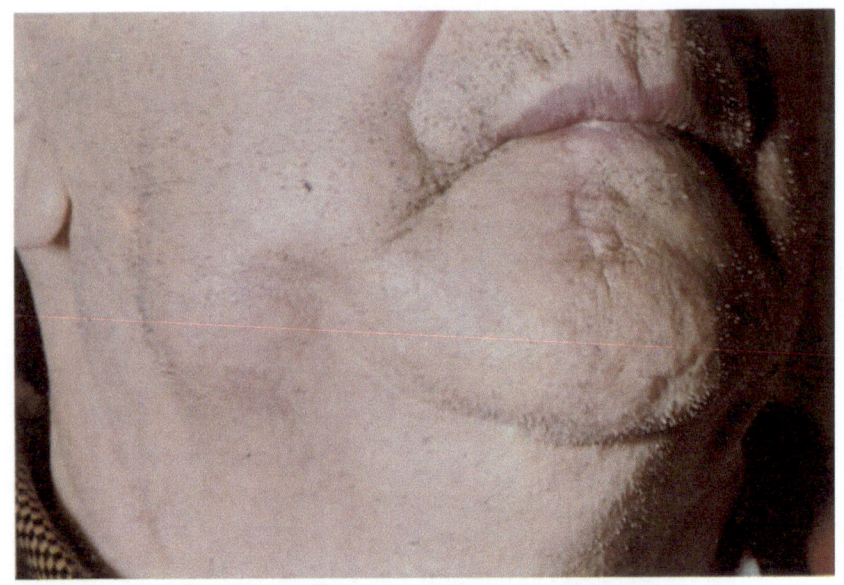

Abb. 21

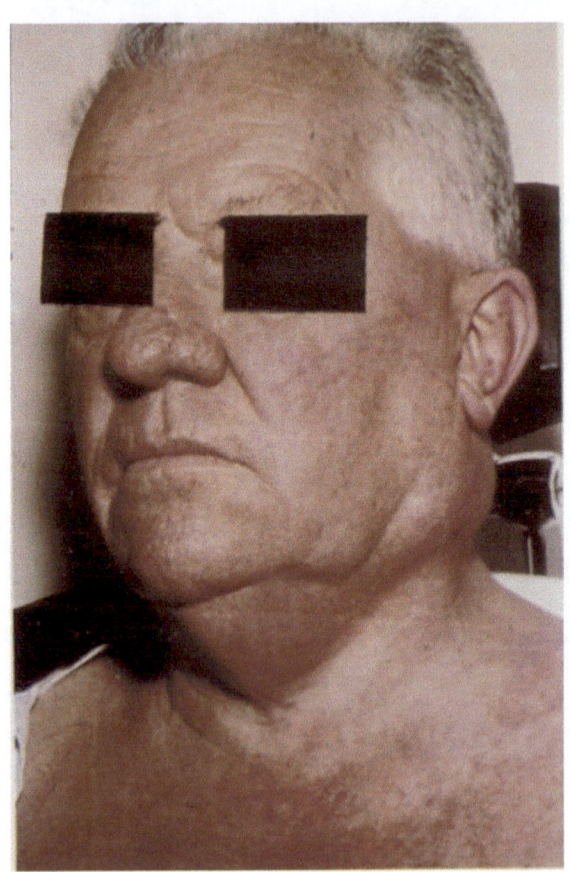

Abb. 23

FORSCHUNGSBERICHTE
des Landes Nordrhein-Westfalen

Herausgegeben
im Auftrage des Ministerpräsidenten Heinz Kühn
vom Minister für Wissenschaft und Forschung Johannes Rau

Die „Forschungsberichte des Landes Nordrhein-Westfalen" sind in
zwölf Fachgruppen gegliedert:

Geisteswissenschaften
Wirtschafts- und Sozialwissenschaften
Mathematik / Informatik
Physik / Chemie / Biologie
Medizin
Umwelt / Verkehr
Bau / Steine / Erden
Bergbau / Energie
Elektrotechnik / Optik
Maschinenbau / Verfahrenstechnik
Hüttenwesen / Werkstoffkunde
Textilforschung

Die Neuerscheinungen in einer Fachgruppe können im Abonnement
zum ermäßigten Serienpreis bezogen werden. Sie verpflichten sich
durch das Abonnement einer Fachgruppe nicht zur Abnahme einer
bestimmten Anzahl Neuerscheinungen, da Sie jeweils unter
Einhaltung einer Frist von 4 Wochen kündigen können.

WESTDEUTSCHER VERLAG
5090 Leverkusen 3 · Postfach 300 620

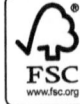

MIX
Papier aus verantwortungsvollen Quellen
Paper from responsible sources
FSC® C105338

If you have any concerns about our products,
you can contact us on
ProductSafety@springernature.com

In case Publisher is established outside the EU,
the EU authorized representative is:
Springer Nature Customer Service Center GmbH
Europaplatz 3, 69115 Heidelberg, Germany

Printed by Libri Plureos GmbH
in Hamburg, Germany